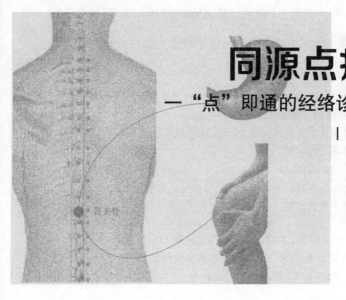

同源点疗法

一"点"即通的经络诊疗方案

|彭锐 著|

U0273924

全国百佳图书出版单位

中国中医药出版社

·北 京·

图书在版编目（CIP）数据

同源点疗法：一"点"即通的经络诊疗方案 / 彭锐著 . —北京：
中国中医药出版社，2022.8
ISBN 978-7-5132-7684-9

Ⅰ . ①同… Ⅱ . ①彭… Ⅲ . ①通络 Ⅳ . ① R242

中国版本图书馆 CIP 数据核字（2022）第 113397 号

中国中医药出版社出版

北京经济技术开发区科创十三街 31 号院二区 8 号楼
邮政编码 100176
传真 010-64405721
山东临沂新华印刷物流集团有限责任公司印刷
各地新华书店经销

开本 880×1230 1/32 印张 7.75 字数 178 千字
2022 年 8 月第 1 版 2022 年 8 月第 1 次印刷
书号 ISBN 978 - 7 - 5132 - 7684 - 9

定价 58.00 元
网址 www.cptcm.com

服 务 热 线 010-64405510
购 书 热 线 010-89535836
维 权 打 假 010-64405753

微信服务号 zgzyycbs
微商城网址 https://kdt.im/LIdUGr
官 方 微 博 http://e.weibo.com/cptcm
天猫旗舰店网址 https://zgzyycbs.tmall.com

如有印装质量问题请与本社出版部联系（010-64405510）
版权专有 侵权必究

序

2016年2月，国务院印发《中医药发展战略规划纲要（2016—2030年）》；10月，中共中央、国务院印发《"健康中国2030"规划纲要》。"健康中国"上升为国家战略政策，中医药被放在了突出的位置，这给传统医学的发展带来巨大机遇。针灸、推拿、刮痧、拔罐等中医外治疗法疗效确切、无明显毒副作用，被誉为"绿色"疗法，在临床上得到广泛推广与应用。然而，这些疗法的基本操作看似容易，灵活运用并取得满意疗效实非易事，正如《灵枢·九针十二原》所言："小针之要，易陈而难入。"

经络是人体信息传导的通道。脏腑发生病变时，往往会在相关经络上出现异常反应点，彭锐教授称之为"同源点"。同源点与疾病密切相关，只要探寻到同源点，通过针灸、推拿等刺激同源点就可以取得明显的效果。为了准确地探查同源点，彭锐教授在《灵枢·经水》"审切循扪按"循经诊查的基础上，总结出了"《灵枢》经络诊查法"和"快速经络诊查法"，为初学者学习经络诊断及同源点探查提供了捷径。

同源点疗法是在养元通络理论指导下，以疾病相关夹脊穴为中枢同源点，疾病相关经络反应点为外周同源点，通过刺激中枢同源点和外周同源点调养脏腑元气、疏通病变经络，实现"养元通络"的治疗目的。该疗法由经络诊查和同源点治疗两个步骤构成，诊疗思路清晰、程序规范，读者易于理解，临床运用有法可循。在针刺操作上，不强调"得气"，无须提插捻转等行针手法，读者易于学习，患者乐于尝试，有较高的推广、运用价值。

彭锐教授工作勤恳，长期坚持临床实践。在中医临床，尤其是伤科疾病的诊疗方面经验丰富，擅长针灸、针刀、手法及针药结合治疗。在临床常见病的治疗中，运用同源点疗法往往能取得立竿见影的疗效，对于疑难杂症也常有意想不到的效果。因此，彭锐教授门诊患者众多，医德、医术受到病患者的广泛赞誉。

《同源点疗法》是彭锐教授三十余年临床、读书、思悟的成果，理论性与实用性俱佳，相信对于中医药院校师生、中医临床医生及中医爱好者都是很好的阅读参考书。

吾乐之为序。

张六通

2022 年 1 月 25 日

同源点疗法

一「点」即通的经络诊疗方案

前　言

自《难经》将元气理论引入中医后，经过历代医家的临床实践和理论研究，元气理论日臻完善，已成为中医基础理论的重要组成部分，在临床发挥重要的指导作用。在元气理论中，元气是生命活动的基本物质和原动力，以三焦为通道布达全身，主宰人体的生长发育，调控脏腑的功能活动。元气充沛、经络畅通是维持人体健康的根本保证。因此，"养元通络"理论在疾病防治上有着重要的指导意义。

如何更好地运用"养元通络"理论提高临床疗效，是我一直思考的问题。通过对经典理论的学习、探讨和反复临床实践，我对"养元通络"理论有了更深入的理解。关于"养元"，徐大椿《医学源流论》中的元气理论对临床指导意义重大："五脏有五脏之真精，此元气之分体者也。而其根本所在，即《道经》所谓丹田，《难经》所谓命门，《内经》所谓七节之旁，中有小心。"元气作为人体生命活动的原动力，根于肾，与五脏六腑关系密切。元气在肝为肝气，在心为心气……元气分布在某一脏腑、经络，就是某一脏腑、经络之气。脏腑元气亏虚，表现为脏腑经气不足、功能衰竭。养元通络是调养脏腑元气、保障脏腑经气运行通畅、恢复机体健康的关键。

腧穴是脏腑经络之气输注于体表的部位，与经络脏腑之气息息相关，疾病一旦发生，疾病相关经络上特定的穴位就会发生相应的病理变化，出现异常的反应点，这些反应点都因同一种疾病而产生，具有同源性。因此，我把源于同一疾病的异常反应点称为疾病同源点（经络的异常反应有时呈现出片状、条状区域改变，称为疾病同源带）。其中，与疾病相关的夹脊穴称为中枢同源点，疾病相关经络上的异常反应点称为外周同源点。临床实践中，通过刺激中枢同源点调养脏腑元气，兼以疏通经络，刺激外周同源点疏通经络，协助调脏养元，二者相互配合，达到"养元通络"的治疗目的。

同源点的分布遵循"离穴不离经"的原则，可以不在传统的穴位点，但一定位于经络循行线上。同源点疗法的核心在于经络诊断和同源点探查，经络诊断和同源点探查准确，就可以取得满意的疗效，尤其对疼痛性疾病，大多立即见效。为此，在《灵枢经》理论指导下，我总结出了一套经络诊断、同源点探查方法——《灵枢》经络诊查法。该诊查法有两个特点：第一，在经络诊断方面，根据"经脉脏腑相关"理论，脏腑与同名的经络存在一一对应的络属沟通关系，因此，既可以通过经络诊断确定病变经络，也可以借助脏腑辨证确定疾病相关经络。第二，同源点探查注重立体定位，既要确定同源点在疾病相关经络上的具体位置，又要明确同源点在该位置的具体层次（皮下、肌肉或筋骨）。

同源点疗法是在养元通络理论指导下，结合本人自身的临床实践总结出来的。因其疗效确切，受到广大患者的肯定，不仅引起了武汉市多家医院同行的关注，也吸引了中国香港、台湾，以及泰国、越南、马来西亚、美国、法国、俄罗斯等海内外学者不断前来交流。2019 年我在美国加州大学洛杉矶分校东西方医学中心交流访问期间，应邀在美国加州及其周边地区推广使用了该诊疗方法，被当地中医药界同行及相关行业人士广泛接受及认可。

同源点疗法——"点"即通的经络诊疗方案

本书的出版，旨在抛砖引玉，希望能对读者有所帮助。不足之处，恳请批评指正。

彭锐

2022 年 1 月

编写说明

同源点疗法是我结合自身的临床实践经验总结出来的一套方法，经过临床验证疗效确切，不仅受到广大患者的青睐，也吸引众多同行前来观摩、学习。为了让更多的人能系统学习这套方法，我根据平时给学生们授课的内容整理成《同源点疗法》。

本书的特色在于以养元通络理论为中心，阐述了同源点的产生、同源点的作用、同源点的诊断，以及在养元通络理论指导下同源点治疗的理论与方法。同源点是疾病在人体特定部位的反应点，与疾病的发生、发展有着密切的关系。在《灵枢》经络诊查法的指导下，运用"审切循扪按"可以确定同源点的体表定位与层次，然后根据患者病情、体质选用针刺、艾灸、刮痧、针刀等疗法刺激中枢同源点和外周同源点，发挥调整脏腑、疏通经络的效应。

为了便于读者学习，我们总结了同源点经络诊疗体系、同源点经络诊疗程序及多种同源点治疗方法，读者可以根据自身基础选择合适的方法进行学习。临床应用举例部分均附有临床病案，方便大家理解、学习、应用。

本书在国家中医药管理局国际合作司"中医药高等院校教学与管理人员对外交流基地"项目（编号：GZYYGJ2019039）资助下完成。在成书的过程中，胡昭端博士、徐俊博士、吴曦博士、谢有琼博士、吴艳霞博士、黄觅博士、吴子健博士、周晓红博士、王峰硕士协助编著，郭子文、赵怡童、黄娅琪同学及我的女儿彭琪涵对书稿做了细致的核对与校正工作，在此表示衷心的感谢。

鉴于编者水平有限，错误与不足之处在所难免，恳请各位读者多提宝贵意见，以便再版时修正。

彭锐

2022 年 1 月

同源点疗法

——「点」即通的经络诊疗方案

目 录

同源点疗法
——『点』即通的经络诊疗方案

同源点疗法
一「点」即通的经络诊疗方案

第一章　绪言

《难经·八难》曰："诸十二经脉者，皆系于生气之原。所谓生气之原者，谓十二经之根本也……故气者，人之根本也。"元气通行于十二经脉，内濡脏腑，外营肢节，是十二经脉之根、生命之本。元气和经络在人体生命活动中具有重要作用。"养元固本、疏通经络"作为中医治病的一个重要治则，被众多医家推崇，清代医家王清任创制的著名方剂——补阳还五汤就是"养元通络"理论的体现。在"养元通络"理论指导下，通过多年实践，我们总结出同源点疗法，取得了满意的疗效。

第一节　养元通络理论概述

一、元气学说的产生与发展

元气，又称原气、生气、真气、动气等。"元气"一词最早出现在战国末期的《鹖冠子·泰录》："精微者，天地之始也……故天地成于元气，万物乘于天地，神圣乘于道德，以究其理。"此处"元气"指精微之气。在古代，"元"和"气"本是两个相互独立的概念。"元"即本原、根源之意。《说文解字》释"元"字："始也。从一，从兀。""气"有云气、呼吸气息、烟气之意。《说文解字》释"气"字："云气也。""元"和"气"的结合，开始于以"气"解"元"。如何休《春秋公羊解诂》曰："元者，气也。"《九家易》亦曰："元者，气之始也。"

《黄帝内经》（简称《内经》）中虽未出现"元气"一词，但已涉及"元"的概念，如《素问·上古天真论》曰："女子七岁，肾气盛，齿更发长……丈夫八岁，肾气实，发长齿更……八八则齿发去。"人体的生、长、壮、老、已的自然规律，与元气关系密切，这里的肾气，本质上即元气。亦提到"真气"，所谓"恬惔虚无，真气从之，精神内守，病安从来"。

《难经》最早提出"命门元气"的概念，又称原气。《难经·三十六难》曰："肾两者，非皆肾也。脏也，其左者为肾，右者为命门。命门者，精神之所舍，原气之所系也。"说明元气藏于命门之中，主要来源于肾中所藏精气。《难经·六十六难》曰："三焦者，原气之别使也。"这里指出人体生命的物质基础即元气，来源于肾和命门中所藏先天之精气，以三焦为通道而布达全身，主宰个体的生长发育，调控脏腑的功能活动。

元气论的发展至东汉趋于成熟。王充《论衡》中提出了元气本源论，认为元气是宇宙万物生成的基础与本原，"万物自生，皆秉元气"。如《论衡·论死》所言："人未生，在元气之中；既死，复归元气。"王充的元气本源论思想来源于老子"道"的本原论："道生一，一生二，二生三，三生万物。"此处的"一"，历代众说纷纭，但多以"元气"释之。元气不仅是天地自然和人的生命统一的物质基础，也是生命之源泉。生命的活动过程，也即元气的消长变化过程，元气能否正常运行直接关系着人的生老病死。

历代医家在继承《难经》元气理论的基础上，将元气理论逐渐发展和丰富。如李东垣倡导脾胃元气说，认为"脾胃之气既伤，而元气亦不能充，而诸病之所由生也"。张景岳强调命门在元气中的重要性，指出"命门者，先天之生我者由此而受，后天之我生者，由此而栽也……以其为生气之源"。张元素以相火来阐述元气的动力作用，认为"命门主三焦元气"，"三焦为相火之用"。孙一奎《医旨绪余·命门图说》曰："肾间动气者，人之生命，五脏六腑之本，十二经脉之根，呼吸之门，三焦之源。"提出肾间动气为人身元气说。张锡纯强调肝对元气的敷布作用，指出"肝气能上达，故能助心气之宣通，肝系下连气海，上连心，故能接引气海中元气上达于心"。萧京融合了脾胃元气论与命门元气论，认为元气"动则充塞于三焦，静则仍藏于命门"，"故特借外之谷气以滋元气"，"运化调摄，所以保全其虚无之本"，形成了"脾肾元气论"的学术思想，在元气学说的发展中起到重要的作用。

二、元气与经络

（一）元气与十二经脉的关系

《难经·八难》曰："诸十二经脉者，皆系于生气之原。"此处之"原"，即元气。元气通行于十二经脉，营润周身，维持人体正常生命活动，为十二经脉之根本、生命的源泉，如元气不足生命将绝。

（二）元气与奇经八脉的关系

任督为阴阳总纲。督脉为阳脉之海，总督诸阳而行于身之背，统摄一身阳气；任脉为阴脉之海，总督诸阴而行于身之腹，统摄一身阴气。脏腑腹背，气相交会，阴阳和合，维系生命，十二经之根本在于任督，人之生命在于元气。肾为先天之本，元气根于肾而行于任督，如李时珍《奇经八脉考》所言："任督二脉，人身之子午也……此元气之所由生，真息之所由起。"

冲脉与任督同起于胞宫，涵蓄十二经气血，被称为"十二经脉之海"或"血海"，冲脉也为"五脏六腑之海"，与足阳明胃经会于气街，又并足少阴肾经夹脐上行，为先、后天精气运行的枢纽，濡养五脏六腑。故冲脉与元气关系密切。

三、元气与脏腑

元气是人体先天之本原，是生命活动的原动力，具有抵御外邪入侵、促进人体的生长发育、温煦和激发脏腑生理功能的作用。若元气亏虚，可导致脏腑功能失常；反之，脏腑功能失调，亦可导致元气的耗伤和亏损。

（一）元气与肾的关系

肾主骨生髓，为先天之本、元气之根。《景岳全书·杂证谟》曰："然人以肾为根蒂，元气之所由生也，故由精化气，由气化神，使肾气一亏，则元阳衰弱。"阐述了命门元气的重要地位及元气对脏腑功能的温煦、推动作用，肾中精气对元气有充养作用。

（二）元气与脾胃的关系

脾胃为后天之本、元气生化之源。李东垣《脾胃论·脾胃虚实传变论》曰："元气之充足，皆由脾胃之气无所伤，而后能滋养元气……脾胃之气既伤，而元气亦不能充，而诸病之所由生也。"元气充足则脾胃健运，运化水谷精微以资先天之元气；元气不足可导致脾胃升降、运化功能失常，元气失于充养，以致各种疾病的发生。

（三）元气与肝的关系

肝为罢极之本，主疏泄，调畅全身气机，与元气关系密切。张锡纯提出"是以元气之上行，原由肝而敷布"，升发肝气即能助肾施布元气。指出肝与元气息息相关，肝主疏泄，能促进元气的生发、敷布，只有肝气疏泄正常，元气才能通过三焦输送到全身；若肝气亏虚，疏泄不及，则元气不能上达，易致元气上脱；若肝疏泄太过，则耗散肾气，元气由下而脱。张锡纯认为在疾病治疗中，元气不但要升补，更要收涩。

（四）元气与肺的关系

肺主气，司呼吸，元气是呼吸的根本动力。《难经·八难》提出原气为"呼吸之门"，呼吸之气由元气主导。孙一奎《医旨绪余·原呼吸》曰："呼吸者，根于原气，不可须臾离也。"强调元气对呼吸功能的推动作用，是维持人体呼吸的关键。

（五）元气与心的关系

心主血脉。生理情况下，心、肺配合，保证气血正常运行，维持机体新陈代谢；心行血与脾统血、肝藏血功能配合，维持血液的正常运行；心肾相交，维持两脏生理功能的协调。元气充沛，心与这些脏腑的功能正常；也只有心与相关脏腑功能正常，才能保证元气充沛、正常输布。心藏神。神为精气所化生，元气充盈，神则安定；神能统精驭气，故心能御气。如《类证治裁·内景综要》曰："神生于气，气生于精，精化气，气化神。"《类经·摄生类》曰："……然所以统驭精气而为运用之主者，则又在吾心之神。"因此，心与元气关系密切。

四、养元通络是疾病防治的重要法则

（一）元气的盛衰决定着疾病的发生和发展

徐大椿《医学源流论·经络脏腑》曰："至于疾病之人，若元气不伤，虽病甚不死；元气或伤，虽病轻亦死。"故元气为生命之源泉，元气的盛衰决定着疾病的发生和发展，元气存亡直接关系到患者生死。疾病治疗尤其应注重养护元气。

（二）元气的正常输布有赖于经络畅通

《素问·生气通天论》曰："气血以流，腠理以密……长有天命。"经络功能正常，其运行气血、濡润脏腑、沟通内外、联络脏腑肢体的作用就能正常发挥。《素问·灵兰秘典论》曰："主不明则十二官危，使道闭塞而不通，形乃大伤。"如果经络不通，元气运行不畅，脏腑间的联络受到影响，则脏腑不能发挥正常的生理功能，气血阴阳失调，导致疾病的发生。因此，经络通畅是元气正常输布的保障。

（三）"经脉脏腑相关"是实现养元通络的理论基础

《灵枢·海论》曰："夫十二经脉者，内属于腑脏，外络于肢节。"脏腑与脏腑之间，脏腑与全身皮毛、筋骨之间，通过经络联系成一个不可分割的整体，以脏腑为核心进行功能活动。脏腑的损伤病变可以累及经络，通过经络反应于四肢及体表；四肢、体表的损伤病变导致经络运行阻滞，通过经络内传脏腑。如《素问·脏气法时论》曰："肝病者，两胁下痛引少腹……肺病者，喘咳逆气，肩背痛。"脏腑与同名的经络直接相连，同名的经络之气就是同名的脏腑之气。这种脏腑经络——对应的络属沟通关系，为脏腑辨证协助经络诊断提供依据，也为经络诊断帮助明确病变脏腑及经络刺激治疗脏腑疾病提供依据。

（四）养元通络是防治疾病的有效手段

养元是治疗疾病和防止疾病传变、复发的关键，疏通经络是养护元气、排出经络之毒和脏腑之毒的重要手段。《金匮要略·脏腑经络先后病脉证》曰："若五脏元真通畅，人即安和。"脏腑元真充实，经络通畅，人就能安和健康。"养元"与"通络"相辅相成，养元与通络相结合是提高疾病防治效果的有效手段。

五、养元通络的核心

关于养元，中医养生学给了我们很好的启示。中国传统养生学非常注重"脏腑炼养"。《黄庭内景五脏六腑补泻图》认为，"先明脏腑，次说修行"，"五脏坚强，则内受腥腐诸毒不能侵，外遭疾病诸气不能损"。《黄庭内景经》曰："六腑五脏神体精，皆在心内运天经，昼夜存之自长生。"这些论述都强调了脏腑在养生中的核心地位。因此，养护元气重在养护脏腑经气，调整脏腑功能。太极拳、八段锦等养生功法都是通过调养脏腑元气、疏通经络气血、增强脏腑功能达到防病治病目的。

很多人认为养元就是补肝肾、调脾胃，但临床实际并非完全如此，就像人参、黄芪是补益元气的要药，虚证患者也不是都用人参、黄芪就能达到养元的效果。补肝肾、调脾胃较常用，是因为肝肾亏虚、脾胃虚弱比较常见；但养元不能局限于肝肾、脾胃，应在辨证的基础上，针对各脏腑的具体情况进行调养。如肝血虚当补肝、肝郁当疏肝，才能达到养肝、护肝的效果；心阳虚当补心阳、心火旺当清心，方能养护心元。元气通过三焦而输布于五脏六腑、十二经脉，充沛于周身。从脏腑的角度看，元气在心为心气，在肝为肝气，在肺为肺气……元气在哪个脏腑就是哪个脏腑之气，激发和维持所属脏腑功能。从经络的角度看，元气运行到哪条经络就归属哪条经，元气在心经则归心，在肝经归肝，在肺经归肺。脏腑与经络息息相关，同名的经络之气就是同名的脏腑之气。因此，养元通络的核心是辨证调养各脏腑元气，疏通脏腑相关经络。

第二节　同源点疗法概述

腧穴是人体脏腑经络之气输注于体表的部位，与经络脏腑之气息息相关。腧穴既是疾病的反应点，又是针灸推拿调理疾病的治疗点。腧穴的选取是否恰当直接决定了针灸推拿等的疗效。腧穴选择准确，往往会取得立竿见影的治疗效果。很多情况下，一针入穴，患者疼痛马上减轻或消失。我常常想针刺为何疗效如此之快？如何让每一次治疗都能达到这样的效果？经过反复的临床实践，我发现通过刺激疾病相关经络上的敏感点基本可以达到立即有效，还发现这些敏感点大多位于传统腧穴附近，也有的不在传统腧穴区。因这些敏感点源于疾病而产生，我称之为"同源点"，将通过刺激"同源点"治疗疾病的方法称为"同源点疗法"。

一、概念

（一）同源点

身体一旦发生病变，在人体经络系统特定的部位就会发生相应的病理变化，随着病程的延续，这种病理变化会更明显，逐渐出现压痛、条索、结节等异常反应点；同时由于经络间相互作用，在其表里经、同名经等经络也会出现类似的异常反应点。这些反应点都因同一种疾病而产生，具有同源性。因此，我们把源于同一疾病的经络异常反应点称为疾病同源点（经络的异常反应有时呈现出片状、条状区域改变，称为疾病同源带。临床以同源点为多见，为方便描述，多以"同源点"进行叙述）。用"同源点"概念可以较好地解释针刺的即时效应：疾病引发经络不通，其实就是疾病的产生出现了同源点变化，经络不通是因同源点的病理变化堵塞经络所致，通过对同源点的良性刺激，同源点病理改变消失，恢复至正常状态，堵塞之经络恢复畅通，身体恢复健康。实践证明，经络极其敏感，机体发生病变，经络就出现疾病同源点，刺激同源点可以疏通经络、调节气机，对病变发挥治疗作用。

同源点不是都出现在传统腧穴处，但一定出现在疾病相关经络上，可以通过经络诊查确定准确的位置。如外踝扭伤，在阳陵泉上方往往有压痛点，小腿外侧胆经皮下有捏痛区域，压痛点和皮下捏痛区就是踝扭伤的同源点和同源带。通过针刺这些同源点和同源带，患者踝关节疼痛症状可以立即减轻。

（二）同源点疗法

同源点疗法是在养元通络理论指导下总结出来的一套外治方法。此法最早是在四肢针刺同源点治疗疼痛类疾病，可以快速缓解疼痛。但是，有些患者即时效果很好，然而远期疗效一般。后来，我们认识到脏腑元气虚弱是远期疗效欠佳的原因，于是在四肢同源点针刺的基础上配合针刺背俞穴调养脏腑元气，不仅远期疗效大大提高，缓解疼痛的即时效应也有提高。在疼痛类疾病的治疗过程中，我们发现患者其他系统症状也可以得到缓解，很多颈肩腰腿痛的患者，疼痛好转了，脾胃功能、睡眠情况、体质状况等皆有改善。以后逐渐将这种理念推广到脏腑疾病及体质调理之中，受到广大患者的认可。夹脊穴位于督脉与膀胱经之间，一穴通两经，在进一步的临床实践中，我们发现夹脊穴调养脏腑元气、疏通经络的功效往往优于同节段背俞穴，而且夹脊穴的安全性更高，更容易掌握。我们把疾病相关经络背俞穴同节段的夹脊穴称为中枢同源点，把疾病相关经络上的同源点称为外周同源点。如肺经病变，肺俞同节段夹脊穴（T_3夹脊）为中枢同源点，肺经上的同源点为外周同源点。除了同源点针刺治疗，我们根据患者具体情况，选用艾灸、按摩、拔罐、刮痧、针刀等疗法刺激中枢同源点及外周同源点，也取得了满意的疗效。同源点疗法包含养元和通络两个方面，通过刺激中枢同源点调节脏腑功能，养护脏腑元气，协助疏通外周经络；通过治疗外周同源点疏通病变经络，促进经气运行，有助于调节脏腑功能、养护脏腑元气。

二、同源点经络刺激是实现养元通络的有效方法

中枢同源点以调养脏腑元气为主，兼以疏通经络；外周同源点重在疏通经络，协助调脏养元。二者相互配合，达到"养元通络"的治疗目的。针对同源点治疗，可以产生良好的治疗作用，尤其是疼痛性疾病，常有针入痛减的效果。

（一）中枢同源点重在养元

夹脊穴位于脊柱两侧，内近督脉，外临足太阳膀胱经，与督脉及足太阳经经气相通。督脉为阳脉之海，膀胱经上的背俞穴为脏腑之气输注之处，能疏通脏腑经气，调节脏腑功能，夹脊穴一穴通两经，通过督脉–夹脊穴–膀胱经的经穴效应，养护脏腑元气，调节脏腑功能，协助疏通外周经络。所以，我们把疾病相关夹脊穴作为中枢同源点，重在养元。

夹脊穴为脏腑与经络的连接枢纽，既能调节脏腑，又能促进经气运行。为了便于理解，我们参照背俞穴命名方法对中枢同源点命名，在夹脊前分别冠以脏腑之名，称为某脏腑夹脊，与同节段的背俞穴命名一致。如肝俞同节段的夹脊穴为肝夹脊（T_9 夹脊），脾俞同节段的夹脊穴为脾夹脊（T_{11} 夹脊）。胁痛患者，经络辨证为肝经、胆经病变，针刺肝夹脊、胆夹脊，疏通肝、胆经络，能快速缓解胁痛症状。

（二）外周同源点重在通络

经络不通、气血受阻、脏腑生理功能失常就会引发疾病。疾病一旦产生，就会引起相关经络变化，除了夹脊穴出现异常，相关经络循行线上也会出现异常反应点，我们把这些异常点称为经络外周同源点。外周同源点重在通络，其疏通经络效果明显。如胁痛患者，经络辨证为肝经、胆经病变，往往在太冲、阳陵泉处可以探查出异常，通过针刺外周同源点太冲、阳陵泉，疏通肝、胆经络，可以很快缓解疼痛。临床实践证明，如果与中枢同源点配合，既可提高即时效应，又可增强远期疗效。上述胁痛病例，在针刺外周同源点太冲、阳陵泉基础上，再针刺中枢同源点肝夹脊、胆夹脊，不仅缓解疼痛症状更显著，而且远期疗效会更好。

三、同源点经络刺激诊疗体系

人体通过经络将五脏、六腑、五体、官窍、四肢百骸等全身的组织器官分属到五脏系统，构成以脏腑为中心、相互协调的有机整体。各个部分彼此联络并相互影响，形成"内属于腑脏，外络于肢节"的网络分布，正如《灵枢·脉度》所言："阴脉荣其脏，阳脉荣其腑，如环之无端，莫知其纪，终而复始。其流溢之气，内溉脏腑，外濡腠理。"脏腑发生病变，在脏腑相关夹脊穴会出现异常反应；体表发生病变，也可以通过经络影响其所属的脏腑，病变经络相关夹脊穴也会出现异常反应。因此，无论疾病由内到外或由外到内传变，脏腑与外周经络的枢纽——夹脊穴都会出现异常。

在疾病治疗中，以中枢同源点为核心，中枢同源点、外周同源点构成了同源点经络刺激治疗体系。以疾病相关夹脊穴为中枢同源点，重在调整脏腑功能、养护脏腑元气，也能疏通脏腑所属经络；以病变经络上的疾病相关异常点为外周同源点，重在疏通相关经络、促进经气运行，也有助于调整脏腑功能、养护脏腑元气。见图1-1。

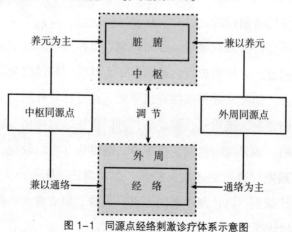

图1-1 同源点经络刺激诊疗体系示意图

如落枕患者，颈部左、右旋转困难，多见于胃经、大肠经病变，外周同源点常常位于手三里、足三里。以胃、大肠－胃夹脊、大肠夹脊－外周同源点（手三里、足三里）体系进行治疗，针刺中枢同源点胃夹脊、大肠夹脊调养胃与大肠元气，针刺手三里、足三里疏通胃经、大肠经，达到养元通络目的，可以很快缓解症状。

四、同源点疗法诊疗程序

（一）辨识病变经络，确定中枢同源点

《灵枢·经脉》曰："经脉者，所以能决死生，处百病，调虚实，不可不通。"其中的"调虚实"即养元祛邪，"不可不通"讲的是疏通经络的必要性。养元通络首先要辨识经络，明确疾病相关经络，疾病相关经络脏腑同名背俞穴同节段的夹脊穴为中枢同源点。如胃痛患者，如果经络诊查属肝、胃经病变，则肝夹脊（T_9夹脊）、胃夹脊（T_{12}夹脊）即为中枢同源点。

（二）探查病变经络，确定外周同源点

同源点疗法的关键是同源点探查及治疗。同源点是伴随疾病发生出现在相关经络上的异常反应点，经络诊查是探查同源点的有效方法。《素问·调经论》曰："病在脉，调之血；病在血，调之络；病在气，调之卫；病在肉，调之分肉；病在筋，调之筋；病在骨，调之骨。"同源点探查，不仅要确定同源点在经络循行线上的位置，还要确定同源点的层次（在皮部、筋肉还是骨膜），要立体诊断；同源点治疗也要注意准确刺激，同源点位于皮部就刺至皮部，位于筋肉就刺至筋肉，位于骨膜就要深刺至骨，方能取得满意的治疗效果。通络治

疗的腧穴处方，由疾病相关经络上的外周同源点构成。通过对外周同源点的良性刺激，经络恢复畅通。如胃痛患者，经络诊查属肝经、胃经病变，则肝经、胃经上的异常点为外周同源点。

（三）同源点治疗

腧穴处方确定后，就要依据患者疾病的表里、寒热、虚实等具体情况选择合适的外治方法，外治方法的选择和正确操作是影响疗效的重要因素。针刺、推拿、艾灸、刮痧等不同的外治方法，补泻各有侧重。因此，确定中枢同源点、外周同源点后，要根据疾病表里、寒热、虚实性质选择合适的治疗方法。

总之，同源点疗法临床实践中，我们认为调养脏腑之元是治疗疾病和预防复发的基础，通络是疗效的关键，核心是同源点的准确探查与治疗。疾病相关经络的诊断及同源点探查的方法，我们在第三章第一节《灵枢》经络诊查法中有详细的论述。只有辨经正确、同源点探查准确、治疗精准，才会有立竿见影的治疗效果。临床也有即时效应不明显，第二天以后逐渐出现治疗效果，甚至后效应更好的病案。因此，准确探查、刺激同源点是同源点疗法的关键。

五、同源点疗法特色

（一）理论成熟，体系完备

同源点疗法是在养元通络理论指导下，运用针灸、推拿等外治方法刺激同源点，达到调养脏腑元气、疏通脏腑相关经络的疗法。本疗法包含养元与通络两方面，二者相辅相成、相互促进，元气充沛，气血运行有力，有利于经络畅通；经络通，气血畅，邪去正安。本疗法通过经络刺激，养护脏腑元气、疏通经络气血运行，是一套理论成熟、体系完备的治疗方法。

（二）以经络为中心，经脉脏腑相关

张从正曰："不诵十二经络，开口动手便错。"准确的经络诊查是疾病治疗有效的基础。如颈椎病患者出现颈痛、手麻等症状，首先要辨别是哪条经络的病变，进一步针对病变经络探查出疾病同源点，才能确定腧穴处方。为了准确地诊断病变经络和穴位，我们在《灵枢经》"审切循扪按"经络诊查方法的基础上，总结出了经络诊查法——《灵枢》经络诊查法。该诊查法以经络诊断为中心，融合脏腑辨证、经络辨证及八纲辨证于一体，以脏腑辨证指明方向、经络辨证明确病位、八纲辨证分清病性，符合中医学辨证论治思想。

经络辨证不仅运用望诊、切诊等方法感知疾病相关经络的异常变化，还能通过审、切、循、扪、按确定病灶的范围及皮、脉、筋、肉、骨各层次的异常病变，使诊断更精细、明确。另外，经络辨证也重视经络循行分布规律和生物全息理论的结合，如面部全息诊断、耳穴全息诊断、第二掌骨全息诊断等方法都可以用于确定疾病的病位。

因此，《灵枢》经络诊查法具备诊查手段丰富、病位明确、层次分明的优点，提高了诊经络、探穴位（同源点探查）的准确性。而且，"审切循扪按"具体的操作方法明了，易于学习和运用。

在养元通络理论指导下，我们主要采用"以经络为中心，经脉脏腑相关"的辨证诊疗思路。从诊断上讲，脏腑辨证是药物治疗的主要辨证方法，经络辨证为针灸、推拿等外治疗

法的主要辨证方法。我们将两种辨证方法结合，既可通过脏腑辨证确定病变脏腑与经络，又可根据病变部位、发病时间、循经诊查等经络辨证方法确定异常经络与脏腑，两种方法互参，提高辨证的准确性。在多经病变的诊断中，脏腑辨证系统性强、辨证依据多，可以帮助理清经络传变关系；脏腑辨证难以明确的疑难病例，经络辨证敏感性高、客观性强，且经络刺激的即时效应，可以很快反馈诊断的正确性，帮助医生确定遣方用药的方向。两种辨证方法的结合不仅为针刺取穴提供依据，也为选方用药提供依据。

（三）疗效确切

经络系统能实时反应机体状态，人体一旦出现异常变化，疾病相关经络就会出现异常病理反应点，即疾病同源点。同源点既是疾病的反应点，又是针灸、推拿等经络刺激疗法的治疗点。因此，疗效的关键是同源点的准确探查和精准刺激。

（四）诊疗程序规范，易于掌握

同源点疗法的诊疗由两部分组成：①辨证确定疾病相关经络；②通过探查确定中枢同源点和外周同源点；③同源点治疗，通过针刺、艾灸、推拿等外治方法刺激中枢同源点和外周同源点，达到养元通络的治疗目的。本疗法诊疗程序规范，易于掌握。

（五）操作简便、安全性高，患者痛苦小

中枢同源点位于脊旁，无重要的神经血管，外周同源点（带）多位于四肢，因此，安全性高。在治疗过程中，对同源点刺激的准确性要求较高，不强调得气，操作简便，患者痛苦小，乐于尝试并接受治疗。

第二章　相关理论探讨

第一节　同源点理论探讨

一、同源点的特征

同源点的特征主要有皮部颜色、湿润度（粗糙或润滑）等改变，筋肉层弹性、硬度变化，结节、条索、凹陷等异常；常出现自觉痛或局部压痛，有时还可见皮肤温度、感觉异常等病理现象。

同源点的功能改变包括功能亢进（敏化）与功能减退（钝化）两种情况。功能亢进是临床上较为常见的情况，如痛觉敏感、热敏感等各种形式的表现；而功能减退亦有出现，如痛觉、温度觉迟钝等。

由于人体身体状况的复杂性，患者往往同时存在多种异常情况或疾病，相应也会出现多种异常反应点。这些异常反应点是否为疾病同源点，要通过经络诊断进行辨识，只有与疾病相关且符合中医理论的身体异常反应点才是该疾病相关同源点。因此，了解同源点的特征，有助于同源点的辨识与疾病治疗。

二、同源点的作用

同源点因疾病的产生而出现，随疾病的痊愈而消失；通过同源点的刺激，可以干预疾病状态。因此，同源点具有诊断和治疗的双重功效。

（一）诊断疾病

机体内部的病变，可以通过同源点表现出来，故同源点的特征可反映疾病的状态，能协助疾病的诊断。疾病即将发生或已发生，如果探查到形态、功能异常的反应点（同源点），根据同源点所在经络，可以诊断出病变经络。如胃痛患者，脾胃虚弱型，往往在脾夹脊、胃夹脊、大肠夹脊及太白、足三里、合谷、手三里附近可以探查到同源点；肝胃不和型，除这几个高发点外，往往在肝夹脊、胆夹脊、太冲、阳陵泉附近也可以探查到同源点。

同源点的异常反应与疾病虚实关系密切，若病证的虚实不同，同源点的表现也不同。同源点所表现的虚实变化，也可反映脏腑、经络的虚实状态。现有许多研究通过诊查五输穴、原穴等特定穴的变化来判断疾病相关脏腑经络的变化，当病证为实证，穴位处常出现偏阳的改变，比如硬结、隆起等；当病证为虚证时，穴位处常出现偏阴的改变，例如凹陷、酸痛等。同源点的虚实变化与此类似。同源点的性质、数量、异常改变的强弱等均与疾病的病程、病情轻重相关。当病变轻、发病缓时，疾病同源点数量少，敏化或钝化程度低，异常反应（病理性的瘀斑、瘀点、丘疹、结节、脱屑等）程度也较弱。当疾病加重时，疾病相关同源点的数量增加，异常反应的程度也相应增强。

（二）治疗疾病

同源点是疾病在人体特定部位的反应点，既能反映人体脏腑经络的病变，又能对疾病起到很好的治疗作用。由于同源点的高敏感性反应，应用针刺、按摩等方法精准刺激疾病相关同源点，可以对疾病产生有效的治疗作用。

三、同源点的分布

（一）中枢同源点

病变脏腑背俞穴同节段的夹脊穴，即为疾病中枢同源点。通过脏腑辨证、经络辨证明确病变脏腑与经络，就可以确定疾病中枢同源点。如脾胃虚弱型胃痛患者，其主要的病变脏腑就是脾与胃，脾夹脊、胃夹脊就是疾病中枢同源点。再如腰痛患者，如果辨识其病变经络为足太阳膀胱经、足少阴肾经，则膀胱夹脊、肾夹脊就是腰痛的中枢同源点。此外，还可以通过脊柱的望诊、触诊、动态诊查法等探查中枢同源点，如夹脊穴局部有结节、条索等异常改变或脊柱活动度增加或减小的异常节段，此节段对应的夹脊穴，往往是疾病中枢同源点。

（二）外周同源点

外周同源点分布在疾病相关经络上，通常会伴随局部皮肤颜色、润泽度及筋肉结节、条索等改变。四肢部位为十二经脉经气聚集之处，尤以肘膝关节以下的前臂和小腿部是外周同源点的高发区域。同源点可能不在传统腧穴上，但一定在与疾病相关的经络上，符合"离穴不离经"的规律。临床实践表明，外周同源点的分布也符合全息医学规律，如前臂骨就包含人体各部信息的全息元，当肢体某些部位患病时，可在前臂相应的部位探查到同源点。同时，全息生物学中上下对称、左右对称、交叉对称与外周同源点的分布具有高度的相似性，如左肩与右臀对应、左肘与右膝对应等。综上所述，外周同源点出现伴随穴位形态、功能的异常改变，通过望诊、触诊等经络诊查法可以探查到，全息对应规律对疾病同源点探查有重要的指导意义。

（三）同源点的层次

肢体的筋、脉、肉、皮、骨合称为五体，在中医藏象理论中，五体与五脏有相对应的关系，即《灵枢·五色》中所说："肝合筋，心合脉，肺合皮，脾合肉，肾合骨也。"从脏腑辨证看，主表的脏腑经络病变时，疾病同源点多位于浅表的皮部处，主里的脏腑经络病变时，疾病同源点多位于深层的筋骨处。病程也对同源点的层次产生影响，病程较短的疾病常在皮部层探查到同源点，而慢性疾病常在肌肉、筋骨层探查到同源点。在探查同源点时，不仅要确定其在体表的位置，还要确定其具体的层次，同源点的层次决定针刺的深度。如同源点位于皮部层，针刺的深度要到达皮下，同源点位于筋骨层，针刺的深度要到达深层的骨膜。

四、同源点仪器探查

腧穴作为机体联络、反应、调节的功能单元，在机体物质、能量和信息的传递和调控过程中发挥重要作用，具有其特定的生物理化特性。同源点随疾病的产生而出现，疾病状态下的相关腧穴具备同源点的特征。所以，我们可以借鉴现代腧穴研究的相关成果，探讨仪器探查同源点的可能性。实验表明，应用计算机检测系统、经络穴位动态特性体表监测系统、激光多普勒等仪器设备对腧穴的生物物理学、生物化学特性进行观测，可以发现疾病状态下穴位的功能改变。根据文献研究，除了痛觉敏感，腧穴的敏感改变还体现在热敏感、光敏感、电敏感、声敏感、压力敏感、微循环敏感等方面。针对同源点可能出现的各种特征，可以运用仪器探查到这些理化改变，为同源点的精确探查提供依据。

（一）热探查

腧穴热敏化，指疾病状态下相应腧穴对灸热极为敏感，受到灸热刺激后会产生许多特殊反应，所产生的效应也比较明显。腧穴对热敏感的反应主要表现为透热、扩热、传热、局部不（微）热远部热、表面不（微）热深部热，可产生酸、胀、压、重、痛、麻、冷等其他非热感觉。田宁运用热敏灸疗法治疗痛痹，在患者较为敏感的"透热点"施灸不会出现灼痛，反而有舒适感，并且热感深透持续，并有向远处传导的趋势或向远处传导。付勇运用热敏灸探查三叉神经痛患者的热敏腧穴，发现三叉神经痛患者高发热敏穴区的热敏腧穴明显多于健康对照者，热敏腧穴主要分布在下关、四白等穴区，与三叉神经眼支、下颌支分布相吻合。徐杰等探查了枕神经痛患者的热敏腧穴分布，发现热敏腧穴主要分布在风府、风池、阳陵泉等穴区，与枕神经痛具有高度相关性。

（二）光探查

腧穴对光敏感，主要表现为病理状态下腧穴的超微弱发光强度、漫反射光谱特性和红外辐射光谱特性的改变等方面，可以运用光探测这种变化。研究证实，对于同一个体，穴位处的发光强度高于周围非穴位处的发光强度，就某一个固定部位而言，其发光强度相对恒定，且左右体表发光强度对称。杨文英等对哮喘患者、胃炎患者、健康人分期对其腧穴超微弱发光进行了研究，结果发现健康对照组两侧肺俞、定喘、太渊、外关各穴发光强度无明显差异，哮喘患者发作期，肺俞、定喘、太渊等腧穴左右两侧发光值均有明显差异；相对于健康对照组，胃炎患者腧穴在胃俞、脾俞、梁丘两侧同名穴发光值差异均有显著差异，说明在某些疾病状态下，可以特征性地在相关腧穴上有所反应。

（三）电探查

腧穴对电敏感主要表现为人体脏腑发生病变时，相关穴位皮肤电位或导电量发生增高、降低或左右失衡等变化。在病理状态下，腧穴的生物电信号会发生明显变化，通过探查穴位的这种电生理变化，我们也可判定相关脏腑或局部的病变。沈雪勇等研究发现，与正常观察对象比较，病毒性心肌炎患者内关、大陵两穴伏安面积和惯性面积均明显增大，心律失常患者大陵、内关两穴伏安面积明显高于正常人，但经药物治疗后，病毒性心肌炎患者和心律失常患者穴位伏安特性异常改变均有不同程度的改善。安贺军等对慢性萎缩性胃炎患者胃经相关腧穴的电阻测试发现，在测试的腧穴中冲阳穴的电阻最低，梁丘穴的电阻最高，能够有效反映脏腑（胃）经络（胃经）之气的运行情况。

（四）声波探查

疾病状态下，腧穴的音乐声波接收强度发生变化。如刘芳对功能性消化不良患者的经穴声电特性研究，发现不同经络、不同腧穴对音乐声波传导接收敏感性存在差异：功能性消化不良患者下肢脾胃经穴对音乐声波接收较正常者减弱，脾经穴对宫调音乐声波的传导接收具有一定的特异性。同时，不同类型功能性消化不良患者在地机穴的音乐声波接收强度上差异明显，提示特定腧穴的音乐声波接收强度与有关疾病的不同类型具有一定的对应关系。

（五）微循环探查

穴区局部组织出现血管通透性和微循环血流量的改变，可以通过红外热成像、超声等仪器探查到。在疾病状态下，通常表现为特定腧穴对应的血管通透性发生明显的变化。沈慈敏等研究发现，阳虚体质者膻中穴的浅表微循环血流灌注量低于平和体质者。郑洪新等研究显示，一部分慢性胃痛属肝郁脾虚证患者的俞募穴和合穴微循环流量都处于相对较低的水平，而且明显小于健康对照组。针对血管通透性来说，程斌等对体表渗出点所对应的动态分布状况展开分析，发现此类渗出点很大程度上表现出节段性，其绝大部分处于脾俞、胃俞等穴位，并随这个模型的病程改变而出现相应的变化，这说明在个体生病之后，有关腧穴的微循环血管通透性会不断增加，而且具有动态性的特点。

五、夹脊穴的作用

督脉和膀胱经都可以反映和调节脏腑及相关五官、五体的疾病。夹脊穴内临督脉，外接足太阳膀胱经，为沟通二经之枢纽，可调理两经。临床实践证实，通过夹脊穴的枢纽作用，脏腑功能病变可以反映在相关夹脊穴，外周肢体经络疾病也会影响相关夹脊穴。在疾病相关夹脊穴处治疗，既能调节中枢脏腑的功能，也能疏通经络，因此，我们把疾病相关夹脊穴作为中枢同源点，构建了脏腑－夹脊－经络治疗体系，中枢同源点以调节脏腑功能为主，外周同源点以疏通经络为主，二者相互配合，以实现"脏腑元气充沛、外周经络通畅"的治疗目的。下面从调节脏腑、疏通经络两方面探讨夹脊穴的治疗作用。

（一）调节脏腑

1. 夹脊穴的源流　"夹脊"最早出自《内经》。《素问·刺疟》曰："十二疟者……又刺项以下夹脊者，必已。"《素问·缪刺论》："邪客于足太阳之络，令人拘挛背急，引胁而痛，刺之从项始数脊椎夹脊，疾按之应手如痛，刺之傍三痏，立已。"隋唐的《太素·量缪刺》杨上善注："脊有二十一椎，以两手夹脊当椎按之，痛处即是足太阳络，其输两傍，各刺三痏也。"《内经》中提到的"夹脊"即是脊柱两侧部位，但没有提到具体的夹脊穴定位。

裴松之注《三国志·华佗传》记载："有人病脚躄，不能行，举诣佗，佗望见云：'已饱针灸服药矣，不复须看脉。'便使解衣，点背数十处，相去或一寸，或五分，纵邪（斜）不相当。言灸此各十壮，灸疮愈即行。后灸处夹脊一寸，上下行端直均调如引绳也。"这是最早记载夹脊穴位置的文献，即"夹脊一寸"。晋代葛洪《肘后备急方》记载："华佗治霍乱已死，上屋唤魂，又以诸治皆至，而犹不瘥者。捧病患腹卧之，伸臂对以绳度两头，肘尖头依绳下夹背脊大骨穴中，去脊各一寸，灸之百壮，不治者，可灸肘椎，以试数百人，皆灸毕即起坐。"这里引用华佗灸治霍乱法，"肘椎"就是夹脊，其定位为"去脊各一寸"。夹脊穴的总数因年代的不同而异，而其定位也有夹脊相去 0.3 寸、0.5 寸、0.5～1 寸、1 寸等的不同。我们临床诊疗中采用承淡安于 1955 年在《中国针灸学》中提出的"华佗夹脊穴"的定位，自第 1 胸椎以下至第 5 腰椎为止，每穴从脊椎旁开 0.5 寸（临床揣穴准确定位），共计 34 穴。

2. 作用机制　夹脊穴位于脊柱旁开 0.5 寸，正好在督脉与足太阳膀胱经之间，与此二经最为相关。关于督脉的循行，《素问·骨空论》曰："督脉者，起于少腹以下骨中央……至少阴与巨阳中络者合。少阴上股内后廉，贯脊属肾，与太阳起于目内眦，上额交颠上，入络脑，还出别下项，循肩髆内，夹脊抵腰中，入循膂络肾……"《灵枢·经脉》曰："督脉之别，名曰长强，夹膂上项，散头上，下当肩胛左右，别走太阳，入贯膂。"而足太阳经有与督脉同行者及相通者，如《灵枢·经脉》曰："膀胱足太阳之脉……还出别下项，循肩髆内，夹脊抵腰中，入循膂，络肾属膀胱。其支者，从腰中，下夹脊，贯臀，入腘中。其支者，从髆内左右别下贯胛，夹脊内，过髀枢……"从以上可以看出，督脉其经脉有与足太阳经同行者及相通者，其络脉深入脊柱的两旁，与足太阳膀胱经的循行相互贯通。

背俞穴是特定穴的一种，《灵枢·背俞》首次详细记载了五脏背俞穴的名称和位置。经过《脉经》《备急千金要方》《太平圣惠方》的补充与完善，共成56穴。历代医家对背俞穴定位也存在一定的分歧，但都强调定位要依据医生的触诊，脊柱两旁区域是脏腑相关治疗点。《灵枢·背俞》中提到："则欲得而验之，按其处，应在中而痛解，乃其腧也。"《太素·量缪刺》杨注："脊有二十一椎，以两手夹脊当椎按之，痛处即是足太阳络……"崔承斌也提出，夹脊穴的定位区与背俞穴存在一定的交叉，这也说明同节段的背俞穴与夹脊穴具有同一性，都可以用来调节同一脏腑。因此，夹脊穴为联通内外之枢纽，五脏六腑之气由此输转，通过督脉与足太阳膀胱经作用，发挥内调脏腑、外通经络，调治十二经脉病证的作用。

从解剖位置来看，背部区域均有相应脊神经后支平行伴行，其中后支神经纤维所支配的范围覆盖了穴区部位。针刺背俞区域穴位时，针感沿肋间传导，可知针刺背俞区域穴位不但可影响脊神经后支，还可涉及脊神经前支，而前支与交感神经干相联系，因此背部区域与脊神经和交感神经有密切联系，并可以通过神经-体液调节，影响交感神经末梢释放化学物质，起到调节内脏功能的作用。背俞穴、夹脊穴正好是在同一神经节段内的穴位，因为具有相同的神经解剖基础，所以具有相同的功能和诊治作用。背俞穴主要用来调节脏腑疾病，与其同节段的夹脊穴也可以通过刺激同节段的脊神经、交感神经来调节脏腑功能，这是夹脊穴内调脏腑的神经物质基础。

夹脊穴与背俞穴的位置邻近，且在同一水平，它与背俞穴一样，作为脏腑之气输注出入之处，是五脏六腑在体表的窗口，它不仅能反映五脏六腑及其相应的五官九窍的功能变化，而且还可以诊断和治疗五脏六腑及其相应的五官九窍的疾病。因而夹脊穴与足太阳膀胱经之经气相通，具有背俞穴之功而较之更安全，临床上可用相应夹脊穴代替背俞穴治疗各种脏腑疾患。如治疗心绞痛，针刺心夹脊、厥阴夹脊及膈夹脊代替心俞、厥阴俞及膈俞；对胁痛患者，取肝夹脊、胆夹脊代替肝俞、胆俞。

（二）疏通外周经络

背部区域为元气之所散，《难经·六十六难》曰："脐下肾间动气者，人之生命也，十二经之根本也，故名曰原。三焦者，原气之别使也，主通行三气，经历于五脏六腑。"这里强调了元气为脏腑十二经之根本，通过上、中、下三焦将元气散布到各脏腑经脉，且背俞穴为脏腑之气所发。背部区域为气街之气所止,《灵枢·卫气》曰:"气在胸者,止之膺与背俞。气在腹者,止之背俞。"背部,不仅为脏腑元气散布之处,且可以通过气街、督脉与膀胱经实现上下、左右、前后经脉之气的沟通。我们在背部夹脊穴处进行艾灸治疗时,感传的方向可同时出现向上、下双向传导,或向内脏穿透传导,以及横向、斜向上下肢传导。这也说明夹脊穴不仅是督脉和足太阳经的转输点,还是内在脏腑和外周经脉的转输点。夹脊穴的多向转输作用,可以解释其功能的多样性。

夹脊穴也可以通过经筋与外周经络相联系,如《灵枢·经筋》曰:"足阳明之筋,起于中三指……上循胁,属脊。""足太阴之筋,起于大指之端内侧……其内者,著于脊。""足少阴之筋……结于阴器,循脊内夹膂,上至项,结于枕骨,与足太阳之筋合。""手阳明之筋……其支者,绕肩胛,夹脊。"夹脊穴通过足阳明经筋、足太阴经筋、足少阴经筋、手阳明经筋等与相关经络联系起来,故而夹脊穴能主治脉气所过之疾患。如针刺肝夹脊、胆夹脊,可以治疗胁肋疼痛、大腿外侧疼痛等肝、胆经异常引起的病证。

(三)中枢调节作用

夹脊穴作为脏腑与体表(外周)的转输点,有沟通内外的作用。脏腑及外周躯体疾病均可在夹脊穴诊查到异常点;夹脊穴对脏腑和外周躯体疾病均有调节作用。如脾胃虚弱患者既可以在脾经、胃经探查到异常反应点,也常在脾夹脊、胃夹脊处触诊到异常反应点;同样,膝关节前侧疼痛多属于足阳明胃经异常,在足阳明胃经上可以找到异常反应点,若病程较长,脏腑与经络相互影响,也会导致胃的功能异常,这时在胃夹脊处也可探查到异常反应点。在胃夹脊处进行治疗，既能调节胃的功能，也能疏通足阳明胃经，对脾胃虚弱患者和膝关节前侧疼痛患者均有治疗作用（图2-1）。由于夹脊穴与脏腑的功能联系密切，故称之为中枢同源点，中枢同源点能疏通外周经络，但重在养护脏腑元气、调节脏腑功能。

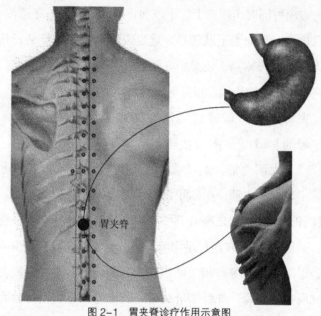

图2-1　胃夹脊诊疗作用示意图

第二节　经脉脏腑相关理论探讨

一、经脉脏腑相关

五脏，即肝、心、脾、肺、肾，加上心包络，又称六脏。但习惯上把心包络附属于心，五脏即包括了心包络。五脏具有化生和贮藏精气的生理功能。六腑是胆、胃、大肠、小肠、膀胱、三焦的总称。六腑的生理特性是受盛和传化水谷，具有通降下行的特性。《灵枢·经水》曰："经脉十二者，外合于十二经水，而内属于五脏六腑。"脏为阴，腑为阳，阴经属脏络腑，阳经属腑络脏，六脏与六腑合称十二脏腑，分别与相应的十二经脉对应。相应的脏腑通过经络联系构成表里配合关系，形成一个功能整体。如脾、胃位居中焦，以膜相连，通过经络相互络属。脾主运化，胃主受纳，在饮食物的受纳、消化、吸收和输布的生理过程中起主要作用。脾、胃之间除了足太阴脾经、足阳明胃经外，还通过经别、络脉等分支加强联系。

在经络系统中，十二经脉是主干，十二经别、十五络脉是大的分支，起到沟通脏腑、加强表里经联系的作用。人体的五官九窍通过经脉的循行与对应的脏腑产生联系，如"肝开窍于目"，从经络循行来看，足厥阴肝经"系目系"。外部筋肉受到经络支配分为十二经筋，皮肤也按经络的分布分为十二皮部。人体的五脏六腑、五官九窍、四肢百骸、皮肉筋骨等组织之间，通过经络系统相互联系、彼此配合。因此，脏腑与经络存在一一对应关系，经脉脏腑相关理论在生理上体现为经脉与脏腑紧密相连、相互配合。人体以五脏六腑为中心，以气血精津液为物质基础，通过经络使脏与脏、脏与腑、腑与腑密切联系，外连五官九窍、四肢百骸，构成一个统一的有机整体。

经脉脏腑相关理论在病理上体现为经脉、脏腑相互影响。《素问·调经论》曰："五脏之道，皆出于经隧，以行血气，血气不和，百病乃变化而生。"《正体类要》曰："肢体损于外，则气血伤于内，营卫有所不贯，脏腑由之不和。"皮部、经筋疾病引起气血瘀滞，经络阻塞，津液亏损，或瘀血邪毒由表入里，可以引起脏腑不和；脏腑不和由里达表引起经络、气血、津液病变，导致皮部、经筋病损。

经脉脏腑相关理论在诊断上体现为脏腑辨证与经络辨证结果可以互相印证。脏腑辨证诊断出病变脏腑，则脏腑同名的经络为病变经络；经络辨证确定了病变经络，则其同名的脏腑即为病变脏腑。《灵枢·邪客》曰："肺心有邪，其气留于两肘；肝有邪，其气流于两腋；脾有邪，其气留于两髀；肾有邪，其气留于两腘。"《灵枢·九针十二原》曰："五脏有疾也，应出十二原，而原各有所出，明知其原，睹其应，而知五脏之害矣。"脏腑与经络的作用是相互的，脏腑辨证时要考虑诊查经络，经络辨证时要考虑脏腑辨证，两种辨证结果互参可以提高疾病诊断的准确性。

依据经脉脏腑相关理论，刺激经脉腧穴，可调整相应脏腑功能，达到治疗脏腑疾病的目的，这为针灸推拿外治法、针药结合治疗脏腑疾病提供了依据。

二、脏腑辨证

脏腑辨证是根据脏腑的生理功能和病理变化，将四诊所收集的临床资料进行综合、分析和归纳，进而推断疾病所在脏腑及性质，确定脏腑证候。《灵枢·本神》曰："必审五脏之病形，以知其气之虚实，谨而调之也。"脏腑辨证是中医学辨证体系的核心部分，也是临床各科诊断的重要基础，分为脏病辨证、腑病辨证及脏腑兼病辨证三个方面，脏病辨证是脏腑辨证的主要内容。

（一）肝与胆病辨证

肝主疏泄，有调畅气机、调节情志、疏泄胆汁助消化等作用。肝主藏血，能贮藏血液和调节血量。肝病以肝失疏泄、肝不藏血为主，临床常见症状有精神抑郁或急躁易怒，胸胁、少腹、乳房胀痛或窜痛,头晕目眩,颠顶疼痛,肢体震颤、抽搐,目疾,月经不调,睾丸疼痛等。

胆附于肝,肝与胆互为表里。胆主贮藏和排泄胆汁,以助消化;"胆主决断",与情志活动有关。胆病以胆汁不循常道和主决断功能失常为主,临床常见症状有口苦、黄疸、惊悸、失眠和胆怯易惊等。

肝病常见证候有肝血虚证、肝阴虚证、肝郁气滞证、肝火炽盛证、肝阳上亢证、肝风内动证、肝胆湿热证、寒滞肝脉证等;胆病常见证候有胆郁痰扰证。

(二)心与小肠病辨证

心主血脉,其华在面,又主神明,开窍于舌。心病以心主血脉的功能紊乱与心主神志的功能异常为主,临床常见症状为心悸、怔忡、心烦、心痛、失眠多梦、口舌生疮、狂乱、神昏谵语、脉结代等。

心与小肠互为表里。小肠主受盛、化物和分清泌浊。小肠病以小肠分清泌浊功能失常为主,临床常见症状为小便赤涩灼痛、尿血等。

心病常见证候有心气虚证、心阳虚证、心阳暴脱证、心血虚证、心阴虚证、心火亢盛证、心脉痹阻证、痰蒙心神证、痰火扰神证及瘀阻脑络证等;小肠病常见证候有小肠实热证。

(三)脾与胃病辨证

脾主运化水谷,输布精微,为气血生化之源,为后天之本。脾又主统血,其气主升,喜燥恶湿。脾病主要以运化、升清功能失职为主,临床常见症状有腹胀或腹痛、食少纳呆、便溏、浮肿、慢性出血、内脏下垂等。

脾与胃同居中焦,经脉互为络属,具有相表里的关系。

胃为水谷之海，主受纳、腐熟水谷，其气以降为顺，喜润恶燥。胃病以受纳腐熟功能障碍、胃失和降及胃气上逆为主，临床常见症状有胃脘胀痛、恶心、呕吐、嗳气、呃逆等。

脾病常见证候有脾气虚证、脾虚气陷证、脾阳虚证、脾不统血证、湿热蕴脾证、寒湿困脾证等；胃病常见证候有胃气虚证、胃阳虚证、胃阴虚证、胃火炽盛证、寒滞胃脘证、食滞胃脘证、胃脘气滞证等。脾胃功能紧密配合，病变互相累及，常见兼证。

（四）肺与大肠病辨证

肺主气，司呼吸，朝百脉，主宣发肃降，通调水道，外合皮毛，开窍于鼻。肺的病变以呼吸功能障碍、宣降功能失调、水液输布失常、卫外功能不固等为主，临床常见症状有咳嗽、喘促、咳痰、胸痛、喉痛、声音变异、鼻塞流涕、水肿等，其中以咳喘为多见。

肺与大肠互为表里。大肠主传化糟粕。大肠病以传导功能失常为主，临床常见症状有便秘、泄泻、腹胀、腹痛、肠鸣矢气、里急后重等。

肺病的常见证候有肺气虚证、肺阳虚证、肺阴虚证、风寒犯肺证、风热犯肺证、燥邪犯肺证、肺热炽盛证、痰热壅肺证、寒痰阻肺证、风水相搏证等；大肠病常见证候有大肠湿热证、肠热腑实证、肠燥津亏证、虫积肠道证等。

（五）肾与膀胱病辨证

肾主藏精，主生长、发育与生殖；肾主水，纳气。肾病以人体生长发育迟缓或早衰、生殖功能障碍、水液代谢失常、呼吸功能减退和骨髓、脑、发、耳及二便等功能异常为主，临床常见症状有腰膝酸软或疼痛，耳鸣耳聋，齿摇发脱，男子阳痿遗精、精少不育，女子经少、经闭不孕，水肿，呼吸气短而喘，二便异常等。

肾经与膀胱经相互络属，故两者互为表里。膀胱为"州都之官"，有贮存和排泄尿液的功能。膀胱病以排尿异常为主，常见症状有尿频、尿急、尿痛、尿闭、遗尿、小便失禁等。

肾病常见证候有肾精不足证、肾阴虚证、肾阳虚证、肾虚水泛证、肾气不固证、肾不纳气证等。膀胱病常见证候有膀胱湿热证。

（六）脏腑兼证辨证

脏腑兼证是当疾病发展到一定阶段，同时出现两个或两个以上的脏腑证候。发生兼证的脏腑之间存在着较密切的生理、病理联系，如脏腑之间的表里、生克、乘侮关系及功能联系。脏腑兼证辨证，对于了解脏腑病证的发生、发展和传变规律，正确认识和处理临床上各种复杂病情，具有重要意义。

脏腑兼证临床多见，证候复杂。临床常见的脏腑兼证有心肾不交证、心肾阳虚证、心肺气虚证、心脾两虚证、心肝血虚证、肺脾气虚证、肺肾阴虚证、肝火犯肺证、肝郁脾虚证、肝胃不和证、肝肾阴虚证、脾肾阳虚证等。脏腑兼证的辨证要注意兼证是由哪几个脏腑的哪几个证候组成的，这些证候之间存在的关系（因果、主次并列关系等）及兼证的辨证要点。

（七）脏腑辨证在同源点疗法中的应用

《灵枢·官能》曰："用针之理，必知形气之所在，左右上下，阴阳表里，血气多少，行之逆顺，出入之合，谋伐有过。"在确定针灸取穴、针灸方法时，必须明确病证涉及的脏腑、经络、部位，辨清疾病的阴阳、表里、气血盛衰，在准确辨证的基础上，做出适当的治疗。因此，通过脏腑辨证确定病变脏腑，根据经脉脏腑相关理论，刺激脏腑同名的经络可以调节病变脏腑，如肝有病从肝经治疗、肾有疾从肾经治疗。

三、经络辨证

经络辨证是以经络学说为理论依据，通过辨析患者的症状、体征及相关脏腑和经络循行部位发生的病理变化，判断疾病所属脏腑、经络及病因、病性、发展趋势的一种辨证方法。经络系统，包括十二经脉、奇经八脉、十二经别、十五络脉、十二经筋和十二皮部。十二经脉是经络系统的主干，将人体内外联系成一个有机的整体。十二经别、十五络脉、十二经筋和十二皮部是十二经脉的附属部分，尤以十二经筋和十二皮部在反映病候、协助诊断上有重要作用。

（一）十二经脉

十二经脉的循行有一定方向，其走向规律是手三阴经从胸走手、手三阳经从手走头、足三阳经从头走足、足三阴经从足走腹。《灵枢·经别》曰："夫十二经脉者，人之所以生，病之所以成，人之所以治，病之所以起，学之所始，工之所止也。"故同源点疗法的诊断和治疗都以十二经脉为主要依据。根据疾病发生的部位可以帮助诊断病变经络：如前额头痛属阳明经疾病，颠顶痛属厥阴经疾病，侧头痛属少阳经疾病，后头痛属膀胱经疾病。此外，也可以根据疾病异常反应点所在部位协助诊断病变经络。如前额头痛患者如果在手阳明大肠经探查到结节、压痛等病理性反应，可以进一步明确大肠经为头痛病变经络。

（二）十二皮部

十二皮部是与十二正经相应的皮肤部分，是十二经脉及其络脉布散的部位。经脉呈线状分布，络脉呈网状分布，皮部作为十二经脉的体表分区，与经脉和络脉的不同之处在于着重于面的划分。其分布范围大致上属于该经络循行的部位，且比经络更为广泛。如肺经皮部为少商、鱼际、太渊、尺泽、云门、中府等连线所在的成片区域，大肠经皮部为商阳、合谷、阳溪、曲池、肩髃、扶突、口禾髎、迎香等连线所在的成片区域等。由于十二皮部分属于十二经脉，而十二经脉又内属脏腑，所以，脏腑、经络的病变亦能在相应的皮部分区反映出来，通过诊查皮部区皮肤的色泽、形态变化及捏痛敏感可以确定疾病相关的脏腑、经络及皮部同源点。皮部区同源点也是临床治疗点，如表证患者在其皮部可以发现同源点，根据疾病寒热、虚实的不同，可选择针刺、艾灸、刮痧等方法在皮部同源点进行相应的治疗。

（三）十二经筋

十二经筋是附属于十二经脉的筋肉连属系统，也是十二经脉之气濡养筋肉骨节的体系。十二经筋与十二经脉生理上相互依存、病理上相互影响，但二者作用不同。经脉的作用主要体现在运行气血，沟通表里、内外；经筋的作用则是约束骨骼，活动关节，维持人体正常的体位姿势，保持人体正常的运动功能。

十二经筋循行分布与十二经脉大体一致，经脉循行路径周围的筋肉多属本经经筋所辖；但也有循行至经脉未及之处者，如足太阳之筋"其支者，入腋下，上出缺盆"；还有个别经筋循行分布不及于经脉，如足厥阴之筋的循行仅终止于"阴器"。因此，十二经筋补充和延伸了十二经脉在体表分布循行及功能上的不足。循行方向上，十二经筋与十二经脉也有区别。十二经脉内联脏腑，外络肢节，形成相互衔接、周流贯注的气血运行通路，在循行走向上既有向心性循行又有离心性循行。十二经筋皆起于四肢末端，结于关节，终于头身，呈向心性循行，维络周身，无十二经脉的表里经、同名经的交接流注。《素问·五脏生成》曰："诸筋者皆属于节。"《素问·痿论》曰："宗筋主束骨而利机关也。"经筋在循行过程中有"结""聚"等特点，经筋附着于骨骼，结聚于关节，通过对骨骼的约束和联缀，活动关节，保持人体正常的运动功能，维持躯体正常的体位姿势。

1. 经筋病 十二经筋所过之处均可发生筋痹，病候虽不相同，但其病理变化，不外乎筋急、筋纵两方面。如《灵枢·经筋》曰："经筋之病，寒则反折筋急，热则筋弛纵不收，阴痿不用。"筋急指人体筋肉组织发生拘急、扭转、痉挛、肿胀、强直、引掣等病理改变，临床多表现为十二经筋的痹病，以筋肉拘急疼痛、关节运动障碍为主要特征。筋纵指人体筋肉组织发生松弛纵缓的病理改变，临床多表现为眼睑下垂、口角歪斜、阳痿等以筋肉弛纵不收、乏力不用为主要特征的病证。此外，在筋急、筋纵的发展过程中，又均可导致筋痿，如《素问·痿论》所述筋急所致者，"筋膜干则筋急而挛，发为筋痿"，表现为筋肉挛急萎缩、关节僵硬不用等；筋纵所致者，"宗筋弛纵，发为筋痿"，表现为筋肉弛缓无力、肢体痿废不用等。总之，经筋为病，主要表现为肩背腰腿疼痛或活动不利以及肌肉痉挛、麻痹、瘫痪等症，也有表现为耳鸣、耳痛、目不合、舌卷、阴器不用等与五官九窍相关的某些病证。

2. 经筋病的诊断思路

（1）根据经筋疼痛、压痛的部位确定病变经络　如三角肌中束属手少阳三焦经经筋，三角肌中束有疼痛或压痛属于手少阳三焦经病变。

（2）根据经筋的功能障碍确定病变经络　如果关节某种运动功能异常，与该运动功能密切相关的经筋就是病变经筋。如颈椎病发作时常常有颈部左右旋转活动受限的病况。《灵枢·经筋》曰："手阳明之筋……直者，从肩髃上颈；……其病当所过者支痛及转筋，肩不举，颈不可左右视。"因此，颈部左右旋转活动受限常常是手阳明经筋病变，在手阳明手三里及同名经足阳明足三里处，往往可以探查到同源点，通过针刺手三里和足三里处同源点，可以很快缓解患者颈部疼痛及左右活动困难等症状。

（3）根据经筋同源点确定病变经络　在头、颈、胸、手、足等肌肉较薄的部位，用单指或多指指端循经筋循行推按，重点部位手指弹拨，按之有筋结、条索以及压痛者为经筋同源点；肌肉丰厚的臀及大腿部位，若用指拨法不能触及，可用掌根或肘尖循经筋推压、弹拨，探查经筋同源点。经筋同源点所在经络为病变经络。

第三节　生物全息理论探讨

20世纪70年代张颖清教授发现手第二掌骨的全息分布，创立了全息生物学。全息学说认为生物体相对独立的局部（又称全息元）包含了整个生物体的全部生物学信息，像一幅全息照片，局部可以反映整体的生理和病理现象。

中医学整体观认为人和自然是一个有机的整体，"天人相应"是中医整体观的主要内容之一，自然界的变化影响着人体；人体是一个有机的整体，构成人体的各个组成部分在结构上不可分割、生理上互相联系、病理上相互影响。生物全息律符合中医学的整体观念，《类经图翼·阴阳体象》所说"指节可以观天，掌文可以察地"，实际就是中医的生物全息观。

一、全息元与人体各部全息对应规律

全息元是整体的缩影，人体头部、面部、舌及上肢肱骨、前臂骨、掌骨和下肢股骨、小腿骨等都是全息元，都是人体的缩影。由于全息元与人体存在等比、相应的关系，当某一脏腑或肢体某些部位患病时，在全息元的相应部位就会有异常改变，据此改变可进行疾病诊断，此处也是疾病的治疗点。生物全息诊断包括脉诊、面诊、鼻诊、耳诊、舌诊、腹诊、脐诊、手诊、足诊、长骨全息诊法等方法；生物全息治疗包括鼻针、耳针、腹针、脐疗、手部全息治疗、足部全息治疗、长骨全息治疗等方法。

全息元上的每一个点都与人体某个部位相对应。如第二掌骨内侧缘凹沟中，按照从掌骨头到掌骨底的解剖顺序排列有头、颈、上肢、心肺、肝胆、脾胃、肾腰、下肢、踝足等穴位。

两个相联节肢的头穴与足穴相联在一起，其走向规律是上肢远心端的节肢为头，近心端的节肢为足；下肢相反，近心端节肢为头，远心端节肢为足。

全息诊疗中存在上下对应（头与脚对应、肩与臀对应、肘与膝对应、手与踝对应等）、左右对应（以矢状面为中心左右对应）、前后对应（以冠状面为中心前后对应）、交叉对应（左肩与右臀对应、左肘与右膝对应、左手与右踝对应等）等原则。对应部位生物学特性相似，在某一器官、部位发生病变时，可通过其对应的部位或穴区治疗。

二、全息诊疗在同源点疗法中的应用

当机体某一部位患病时，在全息元的相应部位就会有异常改变，因此，全息诊疗在疾病定位诊断上有独特的优势。首先，通过脉诊、面诊、鼻诊、耳诊、舌诊、腹诊、脐诊、手诊、足诊、长骨全息诊法等全息诊断方法，可以帮助确定病变部位。比如，耳是人体相对独立的部分，能够在一定程度上反映人的整体变化。当人体某些部位发生病变时，常常会在耳的相应区域出现病理反应。如胃穴位于耳轮脚消失处，胃炎、消化不良等胃部不适患者，一般在胃穴区会出现丘疹、脱屑及明显压痛等异常反应。耳诊中，如果胃穴区发现上述异常，可以认为患者有胃部疾患，胃经及相关经络是我们进一步探查的重点。其次，全息诊疗与经络循行结合可以协助同源点诊查。我们在确定疾病相关经络后，结合长骨全息分布规律可以协助探查疾病同源点的位置。如外关所在节段属前臂肩部全息点，小腿足三里节段属小腿肩部全息点。肩关节疼痛患者若经络辨证属三焦经病变，外关往往是其同源点，三焦经同名经为胆经，与足三里同节段的胆经部位往往也可以探查到同源点。

第三章 经络诊查法

第一节 《灵枢》经络诊查法

《灵枢·刺节真邪》曰："用针者，必先察其经络之实虚，切而循之，按而弹之，视其应动者，乃后取之而下之。"《灵枢·经水》曰："审切循扪按，视其寒温盛衰而调之。"指出要通过切、循、按、弹等方法诊查经络的状态，辨识经络及其循行部位的异常变化，这种在辨经基础上的循经诊查法对于针灸治疗尤为重要。

在《灵枢》理论指导下，以经络腧穴理论为基础，通过反复的临床实践、验证，我们总结出《灵枢》经络诊查法，分为诊经络、探穴位（同源点探查）和辨病性三部分。诊经络是以经络理论为核心，参照经络的循行分布、生理特点、病理特征、所属脏腑，进行辨识。包括以下几种方法：根据证候、病位、发病时间、经络诊查等辨识异常经络；通过痧诊、罐诊、脊柱诊查等诊查方法辨识异常经络。临床实践中，以前者为主，对于疑难病证，则根据具体情况再选用痧诊、罐诊及脊柱诊查等多法互参，提高经络诊断准确率。探穴位是在确定疾病相关经络后，采用经络望诊、触诊（触摸、捏提、按压、弹拨、循推）等经络诊查方法确定同源点的位置和层次。辨病性是根据经络诊查结合八纲辨证，辨别疾病的阴阳、表里、寒热、虚实，指导治疗方法的选择。

一、诊经络

（一）从脏腑辨经络

《灵枢·经脉》详细描述了十二经脉病候（即"是动病""所生病"）。如肺经"是动则病，肺胀满，膨膨而喘咳，缺盆中痛，甚则交两手而瞀，此为臂厥。是主肺所生病者，咳，上气喘喝，烦心，胸满，臑臂内前廉痛厥，掌中热。气盛有余，则肩背痛，风寒汗出中风，小便数而欠。气虚则肩背痛寒，少气不足以息，溺色变"。

将临床症状特点与经脉所主病候比较，确定异常经络，是我们常用的归经辨证方法。如对于消化系统病证，在肝经、胆经、脾经、胃经上进行诊查；外感疾病，在与卫外功能联系密切的肺经、膀胱经上进行诊查；咳喘患者，则为"肺主气，司呼吸"功能异常，根据手太阴肺经的生理特点及病理特征可初步确定为手太阴肺经异常，再结合循经诊查即可很快确定病变经络。此外，对于几条经脉共有的病候，可进一步结合其他兼证予以归经。如耳鸣、耳聋是足少阳胆经、足少阴肾经的共同病候，伴有口苦、偏头痛者提示足少阳胆经异常，兼有腰膝酸软者提示足少阴肾经异常。其次，结合经络同名经、表里经等关系诊断是否有多经病变。如耳鸣、耳聋属足少阳胆经病变，则还要探查胆经同名经三焦经、表里经肝经等经络是否异常。

（二）根据病位诊经络

根据病位确定异常经络也是一种常用的归经诊断方法。《灵枢·官能》曰："察其所痛，左右上下，知其寒温，何经所在。"清·陈士铎《洞天奥旨》曰："然内有经络，外有部位，部位者，经络之外应也。"由于十二经脉在人体的分布有规律、部位明确，故可根据病痛发生的部位来诊断病变经络。

疼痛、压痛是临床最常见的症状和体征，我们可以根据其发生的部位与经络的关系诊断疾病。如上背痛，常与督脉、足太阳经、手三阳经相关，当背脊痛不可俯仰，多考虑督脉病变；背痛连及项部，常考虑足太阳经病变；肩背作痛，则主要责之于手三阳经。又如患者肘关节外侧疼痛，经过触诊在肱骨外上髁处找到压痛点、硬结，此处属手阳明经筋，可判断病变经络为手阳明大肠经；坐骨神经痛沿下肢后面放射者属足太阳经病变，沿下肢外侧放射者属足少阳经病变。值得注意的是，患者疼痛部位有时并不是病变的真实位置，如有腰臀部疼痛患者，按照其自述疼痛位置当属膀胱经循行部，然而，按照膀胱经病变治疗效果不明显。进一步体格检查，发现压痛部位是腰臀外侧臀上皮神经的位置，为胆经循行部位，属胆经病变，通过疏肝利胆治疗取得了好的疗效。因疼痛部位有不确定性，经络辨证要结合触诊，疼痛部位、压痛部位合参，若患者自觉疼痛部位与医者检查压痛部位不一致时，以压痛部位为主。

皮部是十二经脉功能活动反映于体表的部位，根据皮部疾病出现的部位可以诊断病变经络。如湿疹出现在小腿前侧往往提示胃经病变，发生在小腿外侧则提示胆经病变。

（三）根据发病时间诊经络

1. 发病季节 《素问·经脉别论》提出"四时五脏阴阳"理论。《素问·宝命全形论》曰："人以天地之气生，四时之法成。"《素问·阴阳应象大论》曰："天有四时五行，以生长收藏，以生寒暑燥湿风。人有五脏化五气，以生喜怒悲忧恐。"四时与五脏相应，《素问·脏气法时论》曰："肝主春""心主夏""脾主长夏""肺主秋""肾主冬"。按照阴阳学说，一年四时寒热温凉之变化，皆因四时阴阳之气消长所形成，故四时分阴阳，春夏属阳、秋冬属阴。也正因为有了寒热温凉的季节变化规律才有了春生、夏长、秋收、冬藏的消长变化。临床上，不同的季节发病与所病之脏腑往往有对应关系。春应肝而养生，夏应心而养长，长夏应脾而养化，秋应肺而养收，冬应肾而养藏。人与自然息息相关，人体的生命活动都必须顺应自然界寒暑往来的变化规律。五脏各在其位，各司其职，五脏安则生命活动正常，当脏腑气血异常则会在相应季节出现相应的病证。如秋冬季节，气候干燥，是皮肤瘙痒的高发季节。"肺肾同源"，"肺主皮毛"，所以秋冬季皮肤瘙痒多因肺肾阴虚，肺不能发挥濡养、滋润皮肤之功所致。经络诊查，常在肺夹脊、肾夹脊及列缺、太溪附近发现异常。

2. 发病时辰 昼夜节律反映一昼夜中阴阳消长、盛衰的情况，如《灵枢·顺气一日分为四时》："夫百病者，多以旦慧昼安，夕加夜甚……朝则人气始生，病气衰，故旦慧；日中人气长，长则胜邪，故安；夕则人气始衰，邪气始生，故加；夜半人气入脏，邪气独居于身，故甚也。"从发病时辰来看，疾病的发生与人体阴阳的盛衰有着直接关系。《素问·五常政大论》强调"必先岁气，无伐天和"；中医讲究"顺应天时""天人相应"，每日十二个时辰对应人体十二条经脉，规律有序，称子午流注。

子午流注反映时辰与脏腑对应关系：子时（23点至1点）候胆，丑时（1点至3点）候肝，寅时（3点至5点）候肺，卯时（5点至7点）候大肠，辰时（7点至9点）候胃，巳时（9点至11点）候脾，午时（11点至13点）候心，未时（13点至15点）候小肠，申时（15点至17点）候膀胱，酉时（17点至19点）候肾，戌时（19点至21点）候心包，亥时（21点至23点）候三焦。对于定时而发或定时加重的疾病，可以根据子午流注气血运行规律与发病时间确定病变脏腑经络。如丑时候肝，丑时定时而醒者，说明其肝经异常，肝血不足，血不养心，从肝胆经治疗，往往可以很快改善失眠症状。因寅时候肺，寅时定时而醒者，多因肺气虚、气血不足所致，调理肺、肾经常可取得较好的效果。

（四）经络诊查辨经络

1. 循经诊查

（1）经络望诊 皮肤为机体最表层，能反映五脏精气的盛衰。通过望诊可以观察到人体皮肤和络脉在颜色、光泽、润燥及组织形态等方面所表现出来的一系列病理变化，结合经络循行，可以达到"视其外应，以知其内脏，则知所病也"（《灵枢·本脏》）的诊断作用。

正常的皮肤润泽、光滑，无肿胀。当感受外邪或内脏有疾，可引起皮肤发生异常改变。望色可以帮助判断气血的盛衰、识别病邪的性质。如《素问·皮部论》曰："色多青则痛，多黑则痹，黄赤则热，多白则寒，五色皆见，则寒热也。"除了望色，还需观察皮肤的皱缩、隆陷、松弛以及有无斑疹等形态改变情况。望诊时要注意患者的体位和光线，重视与触诊相结合，避免误漏。

另外，络脉望诊也很常用。《灵枢·经脉》曰："凡诊络脉，脉色青则寒且痛，赤则有热。胃中寒，手鱼之络多青矣；胃中有热，鱼际络赤；其暴黑者，留久痹也；其有赤有黑有青者，寒热气也；其青短者，少气也。"《灵枢·论疾诊尺》曰："诊血脉者，多赤多热，多青多痛，多黑为久痹……脉小而涩者，不嗜食。"《灵枢·血络论》曰："血脉者，盛坚横以赤，上下无常处，小者如针，大者如箸，则而泻之万全也，故无失数矣，失数而反，各如其度。"

经络望诊是通过循经查找皮部区异常的颜色、形态及脉络，根据这些异常改变所在经络诊断病变脏腑经络，进一步分析异常改变所反映的气血、虚实变化，判断疾病性质。一般按照面部、胸腹、腰背部、四肢的顺序观察，肘膝以下的十二经脉皮部循行区域是我们观察的重点。

（2）**经络触诊**　是根据《灵枢》中的"审切循扪按"等方法归纳出来的经络诊查方法，我们称之为"手摸心会查经络"。本法是通过手指或手掌运用触摸、提捏、按揉等手法循经检查，感受皮肤温度、润滑度、紧张度及有无凸起或凹陷，筋肉、筋骨层有无压痛、结节、条索等异常改变，出现异常反应或异常改变所在的经络就是疾病相关经络，异常反应点或区域往往是疾病同源点或同源带。经络触诊要循经诊查，病变局部及四肢肘膝关节以下区域为重点。

①触摸法：用指腹或手掌贴于肌肤，循经轻轻滑动，感受肌肤温度、润滑度及紧张度，还要注意探查是否有感觉异常及凸起或凹陷等改变。触摸法用力宜轻，主要探查皮部区的同源点。

②提捏法：可分为捏提、捏揉两个步骤。捏提法是用拇指和示指指腹循经捏提皮肤，边提捏边向前推进，探查皮肤的紧张度、疼痛敏感点及皮下粘连区；若局部捏提有异常时，使用捏揉手法，即拇指和示指指腹重复捏揉局部皮肤，通过指下感觉探查皮下粘连及结节等异常。提捏时既要体会手下

的感觉，也要询问患者的感受。

③按揉法：用拇指指腹（肌肉丰厚部位可用手掌）循经按揉，边按揉边推移，探查筋肉层是否紧张或松弛，有无压痛、结节、条索等阳性改变。检查时要询问患者是否有酸、麻、胀、痛等异常感觉，注意体会压痛范围与程度、结节或条索的硬度、大小。

④循推法：用拇指或手掌循经推压，探查肌肉、筋骨层是否有疼痛敏感点、结节或条索等异常改变。推压的力度要根据检查的层次确定，位置深处可用较大力度。循推力度要均匀、缓慢、连续，对于疼痛敏感者要减小力度。

⑤点按法：用指尖、手指或肘尖对相关部位点按，检查有无压痛、结节等异常改变。肌肉较薄部位用指尖点按，肌肉丰厚部位用手指或肘尖点按，井穴、原穴、背俞穴检查采用本法。点按法力度稍重，注意不要造成局部组织损伤。

⑥弹拨法：用拇指按压检查部位进行弹拨，探查肌肉层有无压痛、结节、条索等异常改变。检查力度依据受力部位肌肉丰厚程度决定，弹拨方向与肌肉走向垂直。

以上几种检查方法往往配合使用，以提高诊查的准确性。如皮下小结节，按压、按揉难以发现，应用循推法则容易探查到。在经络触诊过程中，要求用手触摸、用心体会，术者充分发挥手的触觉感知，将手触诊的过程融会到经络诊查的技术要点之中。《医宗金鉴·正骨心法要旨》云："以手扪之，自悉其情。"医者通过触诊感知病变之经络及其虚实，自然可以知晓患者的病情。然而要真正掌握这项技术，需要用心去体验并反复训练，方能达到手摸心会。首先，必须掌握经络、腧穴学相关知识。其次，要通过大量、反复的触诊练习，才能感知浅、中、深不同层次的异常反应。另外，在经络触诊时，还要做到守神，如《标幽赋》所言："心无内慕，如待贵人。"医者在触诊时要凝神静气，全神贯注，心无旁骛地感知手下的变化，做到"一旦临证，机触于外，巧生于内，手随心转，法从手出"（《医宗全鉴·正骨心法要旨》）。手摸是术，是方法；守神是道，是修行。术的掌握需要反复训练，道则需要训练和检查时保持清净、守一，做到"经络心中循，穴位手上定"，最终达到手摸便能心会的境界。

2. 原穴、背俞穴及夹脊穴诊查

（1）原穴诊查　原穴为脏腑元气输注和留止于十二经脉四肢部的腧穴，当五脏六腑发生病变，往往通过经络而反映到体表的相关原穴。因此，诊查原穴可助诊断脏腑、经络病变。如果原穴处出现异常脉络、皮肤色泽改变、丘疹、脱屑、局部凹陷、隆起等变化，或原穴触诊发现压痛、结节、条索等反应，可以诊断原穴所属经络、所主脏腑出现病变，并且可以根据异常反应的虚实情况辨别病性。

（2）背俞穴诊查　背俞穴是脏腑之气输注于腰背部的腧穴，其对内脏疾病的诊治作用被历代医家所重视。《灵枢·背俞》曰："则欲得而验之，按其处，应在中而痛解，乃其腧也。"《难经·六十七难》："阴病行阳，阳病行阴，故令募在阴，俞在阳。"指出五脏有病常在背俞穴上出现反应，按压背俞穴可以协助诊断。宋代王执中《针灸资生经》记载了应用肺俞、大肠俞分别诊断和治疗哮喘、泄泻："凡有喘与哮者，为按肺俞，无不酸疼，皆为缪刺肺俞，令灸而愈。""有老妪大肠中常若里急后重……为按其大肠俞疼甚，令归灸之而愈。"因此，诊查背俞穴可助诊断脏腑、经络病变。如果背俞穴望诊、触诊发现异常，可以判断背俞穴同名的经络、脏腑出现病变。

（3）**夹脊穴诊查**　夹脊穴与背俞穴均为体内脏腑与背部体表的连通点，与五脏六腑关系密切，通过诊查夹脊穴可以诊断脏腑、经络病变。如果夹脊穴望诊、触诊发现异常，可以判断同节段的背俞穴对应的脏腑、经络为病变脏腑、经络。例如肾夹脊（L_2）异常，其节段对应肾俞穴，可以判断肾经、肾脏病变。

3. 经络全息诊查　全息元是人体整体的缩影。某一脏腑或肢体某部位出现病变时，在全息元的相应部位就会有异常反应，依据出现异常反应的部位可以协助诊断疾病病位。我们以面诊、舌诊、耳诊为例介绍。

（1）面诊

①面部脏腑分区：主要有两种方式。

第一种是《灵枢·五色》划分法："明堂者，鼻也。阙者，眉间也。庭者，颜也。蕃者，颊侧也。蔽者，耳门也。……庭者，首面也。阙上者，咽喉也。阙中者，肺也。下极者，心也。直下者，肝也。肝左者，胆也。下者，脾也。方上者，胃也。中央者，大肠也。夹大肠者，肾也。当肾者，脐也。面王以上者，小肠也。面王以下者，膀胱子处也。颧者，肩也。颧后者，臂也。臂下者，手也。目内眦上者，膺乳也。夹绳而上者，背也。循牙车以下者，股也。中央者，膝也。膝以下者，胫也。当胫以下者，足也。巨分者，股里也。巨屈者，膝膑也。"面部对应部位：庭对应头面，阙上对应咽喉，阙中（印堂穴）对应肺，阙下（山根处）对应心，下极之下对应肝，肝部左右为胆，肝下对应脾，方上（鼻翼）对应胃，中央（颧下）对应大肠，夹大肠（颊部下方）对应肾，面王以上（即鼻翼两旁上方）对应小肠，面王以下（即人中部位）对应膀胱、胞宫。

第二种是《素问·刺热》划分法："肝热病者，左颊先赤；心热病者，颜先赤；脾热病者，鼻先赤；肺热病者，右颊先赤；肾热病者，颐先赤。"将面部具体划分为左颊候肝、右颊候肺、额候心、鼻候脾、颐候肾。当脏腑有病时，可在面部对应区域出现色泽、形态等变化，故观察面部不同区域异常变化有助于诊断病变脏腑。

②面部色诊：根据面部整体颜色变化诊断病变脏腑经络。《四诊抉微》曰："夫气由脏发，色随气华。"脏腑之虚实、气血之盛衰，皆可通过面部光泽和颜色的变化反映于外。《灵枢·邪气脏腑病形》曰："诸阳之会，皆在于面……十二经脉，三百六十五络，其血气皆上于面而走空窍……其气之津液皆上熏于面……"因面部为脏腑气血的外荣，又为经脉所聚，面部络脉丰富，气血充盛，加之面部皮肤薄嫩，故色泽变化易于显露于外。因此，临床将面部作为色诊的主要部位。中国人正常面色是红黄隐隐、明润含蓄。疾病状态下，面部则表现出与常色相异的病色：面部肤色晦暗无光泽，说明身体发生病变，脏腑精气衰弱；面色异常明显，是病色外显、真脏色外露的表现。病色分为赤、白、黄、青、黑五种，根据五色五脏对应关系，肝色为青、心色为赤、脾色为黄、肺色为白、肾色为黑。正常情况下，五色隐现于皮肤光泽之间，含蓄而不外露；当脏腑有疾，其色可暴露于外，根据面部的异常颜色可协助诊断病变脏腑经络。

根据面部脏腑分区，观察各脏腑对应区域皮肤颜色，出现异常色泽变化的区域对应的脏腑为病变脏腑，脏腑所属经络为病变经络；还可根据粉刺、面斑等皮肤形态改变对应的面部区域，诊断疾病相关的脏腑经络。

（2）舌诊　舌诊是中医诊断疾病的重要方法。舌诊主要观察舌质和舌苔两方面的变化。正常舌象是舌淡红，苔薄白，舌体大小适中，柔软灵活。舌象正常表明胃气旺盛，气血津液充盈，脏腑功能正常。舌通过经络与五脏相连，脏腑病变可通过经络气血的联系反映于舌，其在舌面的反应规律为舌尖属心肺，舌边属肝胆，舌中属脾胃，舌根属肾。因此，观察舌象有助于诊查脏腑的病变及脏腑的虚实和病邪的性质、轻重与变化，为经络诊断与治疗提供依据。

（3）耳诊　耳作为独立的器官，成为一个全息元，包含了整个人体的生理、病理信息。耳与脏腑、经络关系密切。十二经脉均直接或间接上达于耳，手太阳小肠经、手阳明大肠经、手足少阳经的经脉及经别都入耳中，足阳明胃经与足太阳膀胱经经脉则分别上循耳前、耳上角。六阴经则通过经别与阳经相合，再与耳相联系。耳与脏腑的关系在《难经》等书中均有记载。如《难经·四十难》曰："肺主声，故令耳闻声。"《厘正按摩要术》则是将耳部按五脏进行区域分类，提到"耳珠属肾，耳叶属脾，耳上轮属心，耳皮肉属肺，耳背玉楼属肝"。现在，耳穴名称与定位已经有了国家标准。当疾病发生时，往往在耳部相应区域出现皮肤颜色、形态或脉络异常、敏感压痛等异常反应，这些阳性区能反映人体相应脏腑的病变，协助疾病诊断。

4. 痧诊　刮痧具有治疗和诊断的双重作用，痧诊是我们常用的一种治疗性诊断方法。刮痧主要在病变局部及病变经络的皮部操作，尤其是四肢肘、膝关节以下和脊柱两侧区域。痧诊主要根据痧象出现的位置、特征，结合经络循行诊断病变经络。刮痧过程中医生操作的手感及患者的感受也是经络诊断的依据。

（1）协助经络诊查　根据刮痧过程中的流畅感判断经络

病变：循经刮痧，在使用介质情况下，若操作时出现不流畅，或有结节、条索等阻塞感，说明该经络有病变。

①根据刮痧过程中患者的感受判断经络病变：操作中，患者若出现酸、麻、胀、痛等异常感觉，也是经络病变的征象。

②根据痧象判断经络病变：痧象，即刮痧引起皮肤产生的各种反应，主要是皮肤的颜色和形态变化，包括皮肤潮红、紫红、紫黑及点状紫红疹等。正常情况下，无痧痕出现或出现少量均匀淡红色痧痕；若出现面积较大的沙砾样或斑块样、颜色较深痧痕，说明经络有病变，结合经络循行明确病变经络。

（2）协助同源点探查　医者刮痧板下的沙砾状物、条索状物、结节等阳性反应点，患者疼痛敏感点及痧象中心区也是疾病相关同源点。

（3）协助辨别疾病性质

①刮痧操作者的手感与病性：操作时感觉刮痧板下平滑通顺，提示经脉气血通畅，身体健康；操作时皮肤的涩感、轻微疼痛，刮痧板下发现条索样、沙砾样感觉是因为局部组织出现粘连，是经络气血瘀滞的表现；若出现结节，结节越大、越硬，说明组织粘连或纤维化、钙化的程度越高，病变的时间越长，经络气血瘀滞程度也越重。

②疼痛类型与病性：不同性质的疼痛可预示不同的病性。临床中，气血不足者刮痧时常出现酸痛；气郁者多表现为胀痛；而当寒邪侵袭机体，经络受阻时则表现为刺痛。

③痧象与病性：痧象面积的大小、形态的疏密、颜色深浅可反映疾病的病情轻重、病程长短及病位深浅。痧色鲜红，呈点状，多为表证，病程短，病情轻；痧色暗红呈片状或瘀

块，多为里证，病变部位入里，病程长，病情较重；如果痧象鲜明，多为热证；痧色紫黑，多为寒证；出痧多的患者，一般为实热证、血瘀证、痰湿证；如果症状重而出痧少的患者一般为里虚证，多为气血亏虚。

④痧象的变化与疾病转归：痧象的面积、形态及颜色深浅变化、痧痕消退的快慢等可以判断疾病的病情转归。若痧痕面积由大变小、由多变少、颜色由暗变红、阳性反应的结节由大变小、由硬变软等说明病情好转，治疗有效。刮痧出痧后，一般 5～7 天痧痕可完全消退。痧痕消退得快，说明机体气血通畅，脏腑功能旺盛；反之则说明气血瘀滞，脏腑功能虚弱。

5. 罐诊 拔罐也具有治疗和诊断的双重作用。走罐诊断要点可以参考痧诊要点，根据走罐的流畅感、治疗过程中患者的感受及罐痕，结合经络循行，诊断病变经络。留罐诊断则根据罐印的颜色、色泽、有无水疱等情况判断该经是否病变，也可以作为判断病邪性质的依据。一般认为罐斑紫黑而暗，提示血瘀；发紫伴有斑块，提示寒凝血瘀；出现散在深浅不一的紫点，提示气滞血瘀；色鲜红，提示热证或阴虚火旺；红而暗，提示体内有湿热；罐口灰白，触之不温，提示虚寒；罐印表面出现水气、水疱，提示湿气较重。

6. 脊柱诊查法 脊柱是人体的中轴，不仅负荷重力、缓冲震荡，而且参与组成胸、腹、盆腔。从生物全息来看，脊柱是一个全息元，从颈椎到尾椎代表从头到脚，通过脊柱可以诊断全身各部位的疾病；从经络循行看，督脉居脊柱正中，夹脊穴紧邻督脉，位于脊柱两侧，内近督脉，外临足太阳膀胱经，每一条经脉按其特定的配属关系，都与脊柱呈节段性相关，人体脏腑均通过经络与脊柱发生联系。因此，通过脊柱诊查可以了解脏腑经络的病变。我们总结脊柱诊查法，也是源于一个病例。几年前，我校一位教师的父亲患耳石症，经耳石复位治疗后，依然出现卧床即眩晕，症状持续一周无缓解，来我处治疗 2 次也无明显缓解，在第 3 次治疗时，发现患者在由坐位转卧位的某特殊姿势时眩晕突然加重。经过进一步仔细观察，发现患者在胸腰结合部贴近床面时眩晕加重，即脊柱 11、12 胸椎受力时症状加重。结合经络辨证，确定疾病相关经络为大肠经、胃经、脾经，予以脾、胃、大肠夹脊及大肠经、胃经、脾经同源点针刺治疗，治疗结束患者症状基本缓解，后巩固治疗 2 次，完全恢复正常。我们把脊柱诊查总结为静态诊查和动态诊查法，两者相互补充。

1）脊柱静态诊查法

（1）问诊　通过询问患者脊柱疼痛、酸胀、麻木、僵硬及功能活动障碍的部位，初步判断脊柱异常节段。在进行脊柱检查时，要重点检查这些节段。

（2）影像学检查　主要是借助 X 线平片、CT 等影像技术观察脊柱的侧弯及移位情况。X 线平片可了解脊柱整体情况，如侧弯、曲度改变；也能了解脊柱的细微改变，如棘突偏歪、棘突间距变大或变小、骨质增生等。CT 可观察脊椎、肋骨、椎弓根、横突的形态，三维重组图像可完整显示颈、胸、腰、骶椎弯曲度。脊柱影像学检查还可以排除骨质病变。了解这些改变，可以为下一步的触诊、动态检查提供参考。

①整体观察

脊柱侧弯：主要分为特发性脊柱侧弯和退行性脊柱侧弯。特发性脊柱侧弯多为先天性病变，我们主要探讨退行性脊柱侧弯。退行性脊柱侧弯，侧弯椎体多位于腰段，也可累及胸段和胸腰段，椎间盘改变主要位于 $L_2 \sim L_5$ 之间。退变可以只见于椎体一侧，可伴有矢状位失衡。在脊柱正位片上，观察棘突连线可判断侧弯的部位，有助于确定病变的脊椎节段。

生理曲度改变：脊柱侧位片可显示四个生理弯曲，分别为颈椎前弯曲、胸椎后弯曲、腰椎前弯曲和骶椎后弯曲。每个人的腰椎前弯曲并不一致，如老年人椎间盘退变后颈椎及腰椎前弯曲减小。颈椎退行性变时，可见生理弧度变直、弧顶上下移位或反弓。腰椎退行性变时，可见侧弯、平腰或后凸等脊柱曲度异常改变。此外，我们还可以观察到骨盆前倾或后倾等改变。

②局部观察

棘突偏歪：在正常情况下，脊柱正位片上观察棘突连线呈一条直线。如某一椎体棘突偏离中线，可能是该椎体有轻度旋转移位。当棘突有偏歪时，还要参看横突有无变短，如果同一椎体棘突偏离中线而且横突变短，可判断该椎体有旋转移位。

棘突间距不等：如果相邻两个棘突间的距离变小，或者已靠到一起（即所谓吻性棘突），除了少数情况是先天畸形之外，大多数是上位椎体的仰旋移位，或下位椎体俯旋移位。

椎体滑脱：在腰椎较为常见，腰椎前缘的上下角的连线是向前凸的一条弧线。椎体前缘超过弧线向前，说明此椎体向前移位。

韧带钙化：项韧带钙化较常见，也是颈肩疼痛的常见原因之一，多见于成年人。项韧带钙化，位于棘突后方软组织内，多数呈纵行条状高密度影。

（3）望诊 观察脊柱表面皮肤的色泽、形态的异常变化对于诊查病变经络有重要的意义。与望诊病变局部一样，脊柱皮肤望诊时应注意与正常皮肤的差异，正常的皮肤润泽、柔韧、光滑而无肿胀，而病变脊柱表面皮肤在色泽、形态上可发生异常，也可出现疹、斑、痘、疔等皮肤疾病，或出现皮下血络的改变（血络出现青、紫色等）及皮肤纹理异常。此外，成人整个脊柱从正面观为一直线，侧面观是颈曲向前、胸曲向后、腰曲向前、骶曲向后的四个连续性生理弯曲，当望诊发现脊柱侧弯或生理曲线变浅、消失或反弓时，可以诊断为该部位1个或多个节段异常。

（4）触诊　脊柱触诊主要通过按压和循推手法探查异常反应节段。首先可由上至下按压或轻叩脊柱，探寻压痛点或叩痛点。再用手指指腹沿脊柱中线和脊旁线由上至下循推，体会指下的感觉。在脊柱中线循推，注意体会棘突是否在一条直线上，有无棘突增粗、压痛、偏离中线；在脊旁线循推，注意体会肌肉、韧带附着点有无明显的痉挛、增粗、条索状或沙砾状硬结、剥离、摩擦音等阳性反应。异常反应点所在脊柱节段为病变节段。

在进行触诊检查时，若发现有紧滞感或患者疼痛明显等异常反应，应与上下或左右两侧进行比较。

（5）叩诊　可采用直接叩诊法和间接叩诊法两种方法检查。直接叩诊法是医者以叩诊锤或空拳直接叩击各个脊椎棘突。深部的椎体疾患如结核或脊椎炎时，叩击局部，出现深部疼痛，而压痛不明显或较轻。间接叩击法是嘱患者取端坐位，医师用左手掌面放在患者的头顶，右手半握拳以小鱼际肌部叩击左手，观察患者有无疼痛，正常人脊椎无叩击痛。如脊椎有病变，叩击可引起受损节段产生疼痛。

2）脊柱动态诊查法　是本人根据太极拳以腰为轴带、脊柱与四肢协调联动的原理，结合临床实践总结出的一种诊断方法。其基本原理是：脊柱及四肢的活动都是在脊柱的整体协调下完成的，比如受试者进行颈部活动，在活动过程中，检查者用手指从上往下进行脊柱触诊，会发现当头部运动时，每一节脊柱都存在和谐的微动（力传导），这种规律性的力传导使脊柱协调完成颈部运动；同理，在行走或上肢活动时，检查者用手从上往下进行脊柱触诊，也能发现四肢运动时各脊柱节段也都存在类似的微动。临床实践中，我们发现，当脊柱或四肢活动受限时，脊柱会出现相应节段脊柱运动不协调现象，根据脊柱与十二经脉的对应关系，脊柱运动不协调出现的节段对应的脏腑、经络，为疾病相关的脏腑、经络。

（1）理论基础　脊柱活动是脊柱各椎体协调配合整体运动共同完成的。从结构上来看，脊柱的运动与椎间盘、韧带和关节突关节密切相关，是多个功能单位的联合运动。脊柱的运动是三维的，即前屈后伸、左右侧弯和轴向旋转。脊柱各节段的运动是相互协调和同步的。在肌肉的作用下，头颅带动颈椎的上段，胸廓带动颈椎下段、胸椎以及腰椎上段，骨盆带动腰椎下段，完成整个脊柱的活动。如颈部活动时，脊柱各节段的力从上向下传导，带动各功能单位协同作用，颈、胸、腰、骶段依次参与到整个过程中来。当脊柱某个节段发生异常，脊柱的力学传递就会发生改变，出现脊柱运动的不协调，脊柱异常节段表现出活动度的增大或减小。在脊柱静止状态下无法触及异常节段时，让患者在不加重疼痛的情况下，不断重复脊柱的屈伸、旋转等活动，尤其是活动受限的运动，医生可以通过目测或手指触诊感受到各个节段脊柱的活动状态是否正常。

①四肢活动与脊柱的联系：太极拳以腰为轴，通过脊柱进行力的传导。脊柱的运动依靠各椎骨之间的活动，虽然椎骨与椎骨之间活动范围很小，但整个脊柱的完美联动，可以

实现复杂的太极运动。在太极拳的锻炼中，可以体会到通过腰的转动带动躯干运动，再由躯干转动带动四肢运动。上肢是转腰带背、以背带肩、以肩带肘、以肘带腕、以腕带手、手随腰转、行于手指，引导上肢完成各种动作；下肢是转腰带髋、以髋带膝、以膝带踝、以踝带脚，引导下肢完成相应动作。同理，人体四肢协调运动，也离不开以脊柱为中心的联动进行协调和力学传递。如果四肢出现病变，则以脊柱为中心的联动就会出现异常，脊柱运动就会出现不协调。脊柱运动的不协调性也可以通过望诊和手指触诊感知。

②根据脊柱异常运动节段诊断疾病：夹脊穴位于脊柱两侧，是脏腑与外周经络联系的枢纽，与五脏六腑及十二经脉有对应关系。脏腑疾病可以通过夹脊穴反映到脊柱，影响脊柱的形态和运动。因此，可以通过诊查脊柱形态和运动功能异常诊断疾病。如果脊柱或四肢关节出现病变，可以根据脊柱运动不协调的节段进行疾病诊断。

从脊柱功能解剖看，脊柱节段运动是复杂的，在脊柱各种运动之间可出现耦合现象。耦合是指沿一个方向的平移或旋转同时伴有沿另一方向的平移或旋转。在脊柱生物力学中，前者与外载荷方向相同为主运动，后者与外载荷方向相反为耦合运动。如当脊柱承受轴向旋转力偶时，脊柱的轴向旋转运动为主运动，而伴随的前屈或后伸及侧弯运动称为耦合运动。这也意味着一个脊柱运动单位出现异常运动，可能在其他的运动单位也出现异常运动。这在我们进行脊柱动态诊查时，具有非常重要的意义。当我们发现异常节段时，常常还能在其他节段探查到脊柱间异常活动，也说明复杂的疾病往往涉及多条经络的异常。因此要仔细诊查，尽量探查出疾病关联的全部对应点，为后续的治疗指明方向。

（2）临床运用

①脊柱功能障碍

望诊动态检查：嘱患者暴露脊柱，重复脊柱屈伸、旋转等活动。在患者活动过程中，医生观察脊柱的形态。在脊柱活动时，正常情况下脊柱每一节段都共同参与、协调运动，如某一个或多个节段出现僵硬等不协调情况，出现不协调活动的节段就是病变节段。

触诊动态检查：脊柱在功能活动上是一个联系紧密的整体结构。在颈椎病患者的检查中，当我们在颈椎静止状态下无法触及异常的节段时，让患者重复做颈部屈伸、旋转等活动，医生用手指由上往下依次触诊患者棘突间隙，感受各个节段脊柱的活动状态。若感觉到相邻节段的活动度明显大于或小于其他节段，则为异常活动的脊柱节段。腰椎病也是按照这种方法查找异常的脊柱节段。

②四肢功能障碍

望诊动态检查：患者暴露背部，重复运动病变关节，尤其是功能受限的动作，在患者关节活动过程中，医生观察脊柱的形态。正常情况下，在脊柱活动时，脊柱每一节段都共同参与、协调运动，如某一个或多个节段出现僵硬等不协调情况，则不协调活动的节段就是病变节段，与此对应的脏腑经络就是病变脏腑经络。

触诊动态检查：由于脊柱通过背俞穴与十二经脉存在对应关系，二者之间的功能相互影响。如果四肢出现病变，可以根据脊柱运动不协调出现的节段进行疾病诊断。如检查肩关节时，可以让患者进行肩部活动，尤其是重复功能受限的运动，同时医者用手指从上到下沿脊柱正中及棘突两旁触诊感受脊柱间的微小活动，活动的幅度过大或过小都是异常状态，异常节段夹脊穴为疾病中枢同源点。同理，运动髋、膝关节时，根据脊柱运动的异常改变判断髋、膝疾病相关的脊柱节段。

在脊柱或复杂的四肢关节疾病诊查中，动态诊查比静态诊查更容易发现异常，二者结合能够提高脊柱诊查的准确性。曾接诊一例疑难病例，患者述咽喉部至胸骨间疼痛，在多家医院尝试针灸、推拿、理疗、封闭等治疗无效。接诊时，让患者前后屈伸活动颈部，发现颈胸结合部脊柱活动性变差，多个节段变成一个整体，屈伸活动被上下节段代偿。考虑为颈胸结合部脊柱功能障碍，属上焦病变，经过进一步的经络诊查，发现前臂肺经、心经有异常反应点。经颈胸结合部夹脊穴点刺及肺经、心经同源点治疗后，患者疼痛症状很快缓解，巩固治疗四次痊愈。

（五）多经病变的诊断思路

上述经络诊查法对于单经病变往往较容易诊断，若病情较为复杂、涉及多经病变时，则需在明确某一条或几条经病变的基础上，再根据表里经、同名经的关系及五行生克理论诊查相关经络，确定病变的经络。

1. 表里经诊查 手足三阴与三阳经，通过十二经别和别络相互沟通，组成六对表里属络关系。如《素问·血气形志》曰："足太阳与少阴为表里，少阳与厥阴为表里，阳明与太阴为表里，是为足阴阳也。手太阳与少阴为表里，少阳与心主为表里，阳明与太阴为表里，是为手之阴阳也。"相为表里的两条经脉，都在四肢末端交接。各自属络于相为表里的脏或腑，即阴经属脏络腑，阳经属腑络脏。如足阳明胃经属胃络脾，足太阴脾经属脾络胃等。这既加强了表里两经的联系，又促进了相互表里的脏与腑在生理功能上的相互协调和配合。表里两经及其络属的脏腑之间在病理上也可互相影响，如肺经受邪影响大肠腑气不通而便秘，心火亢盛循经下移小肠而见尿痛、尿赤等。因此，在经络诊断时，既要诊断本经病变，也要对表里经进行诊查，明确表里经是否发生病变。

2. 同名经诊查 "同名经"即手足太阴、手足厥阴、手足少阴、手足阳明、手足少阳、手足太阳，即每条手经都和它同名的足经之间相互连接、彼此交通。同名经气血相通：生理上，同名经加强了脏腑经络的整体联系；病理上，同名经相互影响，若本经病变，也需对其同名经进行诊查。如颈项部僵硬不适的患者，通过经筋辨证为足太阳膀胱经异常，同时也应在手太阳小肠经诊查、治疗。

3. 五行生克理论 五行之间存在着相生相克的关系，各脏腑在生理上维持相对平衡，病理上相互影响。如肺肾为母子关系，肺金生肾水，两脏病理上相互影响，肺肾两虚证较常见。因此，肺经异常要探查肾经；肾经异常要探查肺经。再如肝属木，脾属土，木克土，肝失疏泄往往导致脾失健运。《金匮要略·脏腑经络先后病脉证》曰："见肝之病，知肝传脾，当先实脾。"肝经病变，要探查脾经是否有异常。

二、同源点探查

同源点探查可以通过望诊和触诊两种方法进行，明确同源点在经络循行线上的纵向位置和所在层次，达到立体定位、精确探查。探查过程中还要兼顾病性诊断，协助了解疾病寒、热、虚、实情况。《素问·缪刺论》有云："凡刺之数，先视其经脉，切而从之，审其虚实而调之。"这就从病位、病变层次及病性辨别上为治疗提供了依据。

（一）探查方法

1. 望诊 观察疾病相关经络皮部是否有色泽变化、丘疹、脱屑、局部凹陷、隆起及异常脉络等同源点的外部特征。

2. 触诊 与正常组织相比，同源点往往对触压更为敏感，因此压痛多见，也可出现感觉异常（过敏或迟钝）、皮下粘连、结节、条索等异常。临床上多双手配合查体，由点及线再到面进行细致、全面的诊查。具体方法包括触摸法、提捏法、按揉法、循推法、点按法、弹拨法等。此部分操作方法见经络触诊部分。

皮部同源点（或同源带）主要表现为感觉异常、皮下粘连及结节，可用触摸法、提捏法及循推法进行探查。触摸法通过循经触摸可以探查皮肤感觉过敏或迟钝区；提捏法循经捏提皮肤可以探查出皮肤疼痛敏感区、粘连带，有时也可以探查出皮下结节，皮肤局部捏揉可以很容易发现皮下结节；循推法在循经推按的过程中，也能探查出皮下结节。

肌肉层同源点主要表现为压痛、结节或条索，可用按揉法、循推法、点按法、弹拨法进行探查。肌肉层压痛点可通过按揉法、循推法、点按法进行探查，肌肉层结节、条索可用按揉法、循推法、点按法、弹拨法进行探查。

筋骨层同源点主要表现为压痛、结节，筋骨层的压痛点、结节一般可用较大力度的按揉法、点按法进行探查，在肌肉起止点处结合循推法更容易发现压痛点、结节。

3. 治疗性探查 艾灸、刮痧、走罐及循经按摩都是以同源点为中心进行治疗，在这类治疗的操作过程中，还可以继续探查前期未发现的同源点。在艾灸治疗过程中出现明显灸感传导的治疗点，刮痧、走罐及循经按摩过程中感受到的结节、条索状物等阳性反应点等，往往也是疾病相关同源点。

（二）立体定位

同源点探查，不仅要确定同源点在疾病相关经络循行线上的纵向位置，还要明确同源点所在位置的具体层次（皮下、肌肉或筋骨），即要立体定位诊断。同源点的层次探查，切诊是关键，要按照皮部→经筋→骨骼的顺序应用提捏、弹拨、点按等切诊手法进行探查。

1. 用于疾病诊断　十二皮部是以十二经脉的外行线为依据，位于体表，同源点在皮部说明病邪在表，或新发疾病，要考虑主表的手太阴肺经和足太阳膀胱经病变。

与皮部相较，经筋是更深的一层，异常反应点在经筋，说明病邪入里。经筋的主要功用是联络四肢百骸，约束关节，主司关节运动。从五行属性来看，筋属木，在体属肝，《素问·六节藏象论》称肝为"罢极之本"，筋有赖于肝血的滋养才能发挥其正常的功能。肝血充足，筋得其养，运动能力强，不易疲劳、劳损或劳损后易于恢复；而肝血不足，则运动不灵活，筋易于疲劳或损伤，伤后不易恢复。肝与胆相表里，因此，经筋的病变与足厥阴肝经和足少阳胆经关系密切。同时，脾胃为气血生化之源，肝血的充足有赖于脾胃的运化和吸收。经筋的病变与足太阴经、足阳明经也关系密切。中等力度按压，寻找在经筋这一层次的异常感觉，若出现条索、结节、细线或其他异常后，可以再从肝、胆、脾、胃经进行切诊。

皮部、筋肉再往深触诊就是骨，从切诊角度，只能触碰到一些骨性标志或异常的突起（骨质增生等），比较深的位置难以触及。异常反应点在筋骨层，说明病及肝肾，邪入里较深或疾病日久。从中医理论来看，肾主骨生髓，骨的生长有赖于骨髓提供营养。若肾精充足，则骨有所养，骨骼坚韧有力，不易损伤；若肾精不足，则骨髓生化无源，骨失所养，出现骨软无力，如小儿发育不良、中老年人骨质疏松等。肝与肾关系密切，肝肾同源，肝阴与肾阴可以相互滋养，互相转化，肝肾阳气亦可相互温煦，相互促进。

2. 用于疾病治疗 同源点立体定位直接指导治疗。《素问·调经论》："病在筋，调之筋；病在骨，调之骨。"治疗时要注意同源点的准确性，不仅位置要准确，层次也要准确，只有治疗部位和层次准确，才会取得满意的疗效。如针刺治疗时，位于皮部的同源点，应刺至表皮或皮下；位置较深的同源点，则应刺至相应的深度。

（三）病性诊断

同源点探查还要兼顾病性诊断，如触之局部隆起、结节，按之疼痛、肿胀，多属实证；如触之肌肉陷下，按之酸胀、空虚，多属虚证；如皮肤苍白，切之皮肤冰凉，多属寒证；如皮肤焮红，触之皮肤发热，多属热证。

（四）高发同源点探查规律

1. 与生物全息理论结合 同源点探查时，同源点出现的部位往往有一定的规律性。针对特定的疾病，同源点在病变经络的分布大多有规律性，即存在高发同源点，总结疾病高发同源点，可以提高同源点探查的速度及准确性。但是，高发同源点是否为疾病同源点，要通过循经探查确定，并通过揣穴明确其准确位置。

在明确经络循行规律的前提下，结合生物全息理论，能更准确地定位同源点的分布。把全息元的经络循行线作为纵向线，全息元的疾病部位横切面与经络纵向线的交叉点，往往就是经络异常点，即同源点。如前臂作为全息元，前臂远心端（近腕部）对应头面部，中端对应脾胃部，近心端（近肘部）对应足部。例如头痛患者，若经络诊查为肺经病变，列缺为肺经前臂全息元的头部对应点，在列缺附近探查很快就能确定疾病同源点。如为三焦经病变，下尺桡关节为三焦经上前臂全息元的头部对应点，在下尺桡关节附近探查，较容易发现同源点。

根据生物全息理论，人体上、下肢的关节相对应，如肩髋对应、肘膝对应、腕踝对应，通过这样对应取穴，也可以很快探查到疾病同源点。如踝关节外侧扭伤患者昆仑处疼痛明显，可以在对侧腕关节养老附近探查到同源点；如膝关节损伤患者内侧疼痛，可以在对侧肘关节对应区域找到同源点。在相应的同源点进行治疗，可以取得很好的疗效。在同源点探查时，借鉴生物全息理论，可以提高同源点探查的速度。

2. 根据经筋走向探查　在经筋损伤病证的治疗中，可沿经筋循行顺向或逆向探查，多在关节附近找到同源点。因经筋结聚于各个关节周围，筋伤疾病损伤部位多位于关节附近，一般关节附近为同源点的高发部位。

3. 借鉴临床经验探查　经络诊疗的理论性和实践性都很强，临床经验很重要。历代医家总结出了很多宝贵的经验，临床实践经验为总结高发同源点提供了重要参考。如从《四总穴歌》中"腰背委中求"可以总结出委中穴是治疗腰背疼痛膀胱经病变时的高发同源点；从"头项寻列缺""面口合谷收"，总结出列缺、合谷分别是头面部疾病肺经、大肠经病变时的高发同源点。又如跟痛症患者，发现针刺或按摩风池穴附近敏感点，可以很快缓解跟痛症状，因此，风池穴为跟痛症的高发同源点。

三、辨病性

辨病性是根据经络诊查、八纲辨证及治疗后的反应，辨别疾病的阴阳、表里、寒热、虚实，指导治疗方法的选择。

经络诊查发现的异常反应是确定同源点的依据，也可以作为疾病病性的辨证依据。络脉内通脏腑，外络体表，经脉、脏腑气血的变化可由皮下络脉的色形反映出来，因此，通过望诊皮下络脉的色形能反映相关经脉、脏腑的病变性质。如络脉色青主寒证，色赤主热证；络脉长而隆起提示邪气实，短而陷下者多表示正气虚。经络诊查触诊感知的信息也可用于病性诊断。第一，异常感的层次与病性有关，一般来讲，表证多见皮肤及皮下异常，里证多见深层筋骨异常。第二，触诊的感觉与病性有关。压痛明显或触及结节、条索以实证为主，患者喜按或触诊肌肤空虚感以虚证为主。肌肤寒热、润燥也可用于诊断疾病病性：肌肤寒热，可反应机体阴阳的盛衰。肌肤寒冷，多为阳气虚衰；肌肤灼热，多为实热证。肌肤润燥、滑涩可以反映患者气血津液的盈亏情况：肌肤润滑为气血充盛，肌肤干燥为津亏。总之，经络诊查辨病性要结合望诊、触诊及诊查过程患者的感受所获得的信息综合判断。

运用八纲辨证能将错综复杂的临床表现归纳为阴阳、表里、寒热、虚实四对纲领性证候，从而确定疾病性质。因此，我们在明确疾病相关经络、同源点后，也常应用八纲辨证辨病性，为同源点疗法提供指导。

治疗后的反应也有助于病性诊断，如针刺后患者的局部和全身反应对于辨病性也有一定的价值。若患者在针刺后，针刺穴位的局部皮肤出现一圈红晕，提示可能有表证；若患者针刺治疗后出现疲乏无力的情况，提示患者体虚。

第二节 治疗性诊断

针对同源点治疗，往往能取得明显的即时效应，尤其是疼痛类病证的治疗，常有立竿见影的效果。根据治疗的效果，尤其是即时效应来佐判诊断的正确与否，就是治疗性诊断。如颈肩部疼痛的患者，在前臂部位的经络循行线路上进行刮痧，若疼痛得到缓解，说明此经络为异常经络。在患者背部膀胱经循行线路上灸疗时，若患者有喜热感或引起灸感的循经感传现象，说明此节段有异常，可以根据背俞穴的分布诊断相应的经络病变。

治疗性诊断在疑难病证的诊断中尤其重要。如一位 48 岁女患者，腹痛年余，夜间为甚，通过跑步等活动可短时减轻。在当地县人民医院诊断为慢性阑尾炎，切除阑尾后疼痛依旧；转诊于地市医院发现子宫肌瘤，行子宫切除术，症状依旧；辗转到武汉检查也未发现腹痛原因，后经朋友介绍来我处医治。因其腹痛运动后减轻，考虑为脊柱源性腹痛。体察发现 L_2 右侧夹脊处深压稍有紧张感，余无异常。遂准备进行治疗性诊断：在 L_2 右侧夹脊注射 0.5mL 生理盐水，如果注射后腹痛加重或减轻，注射部位可能就是引起腹痛的病灶点。结果，刚刚注射完毕，患者就感觉腹部有轻松感，当她从诊疗床上下来，感觉腹部非常轻松。初步判断患者是 L_2 节段脊柱损伤，经络病变属肾经异常。由于患者病程长，建议患者坚持治疗一段时间。经过肾夹脊、膀胱夹脊及肾经、膀胱经同源点（委中、承山、昆仑、太溪）隔日一次针刺治疗，2 周后患者完全康复。又如我邻居的父亲，突然出现嘴巴不停开合的症状，白天到医院经过多项检查未明确病因，晚上找我帮忙诊治。我看到患者嘴巴像鱼嘴一样不停地开合，考虑为下颌关节周围肌肉痉挛性病变，"肝主筋"，在肝、胆经寻找同源点，太冲处压痛明显，阳陵泉稍有压痛。予以针刺治疗，针一刺入太冲，患者嘴巴开合频率就明显减少，治疗完毕，患者仍有缓慢嘴巴开合，但患者和家人的紧张情绪都缓解下来了。后经过详细询问患者发病前的饮食、生活情况，得知患者几天前因肩周炎到省中医院就诊，大夫给他开了独活寄生合剂，因治病心切，自行加大了服用剂量。由此，考虑患者下颌关节周围肌肉痉挛性病变是由于大剂量口服独活寄生合剂，温性太过，热灼津液，筋失所养而致。再开方芍药30g，甘草10g，2剂，嘱患者家属药店购药，连夜煎服。第二天电话告知，患者症状已消失。

因此，通过同源点经络刺激，若患者的症状立即得到改善，说明此经络处于异常状态。与其他诊断疗法比较，治疗性诊断根据治疗的即时效应，能即时反馈脏腑、经络诊断的准确性，再结合病性分析把握患者的证候，为疾病治疗提供指导。

第三节　快速经络诊查法

经络是人体气血运行及各组织相互联络、传导信息的通路，也是疾病传变的通道。当身体某部位发生病变时，常常会在其所联系的经脉上出现相应的阳性反应，通过经络探查获得这些信息，以了解机体的病理变化。逐一对每条经络进行循经探查，能全面地收集与患者疾病相关的经络病理变化信息。但如果对每一条经脉都全面细致地循经切按，不仅耗时耗力，也增加了患者的诸多不便。为了高效地进行经络诊查，我们根据生物全息理论及经络标本理论，总结出了快速经络诊查法：以前臂节段三阴、三阳经代表手三阴经和手三阳经，以小腿节段三阴、三阳经代表足三阴经和足三阳经，诊查中先四肢望诊，了解皮肤颜色、形态情况，以提捏手法诊查浅层皮部、弹拨与点按手法诊查中层肌肉与深层筋骨的异常反应，以此快速诊断疾病相关的脏腑、经络，探查同源点的位置、层次。

一、理论依据

1. 前臂和小腿经络可以代表十二经　根节、标本、气街、四海是对人体不同部位经络功能的总结与概括，可以说明四肢、头部、胸腹部之间经气的来源、分布与联系。"标"和"本"是十二经脉之气弥漫和集中的部位。在经络理论中，经气集中于四肢部位为"本"，扩散于头面、胸腹部位为"标"。四肢部位为十二经脉经气聚集之处，尤以肘膝关节以下的部分为经脉"本"的部分。在生理上，前臂和小腿部为经气聚集之处；在病理上，前臂和小腿部也是疾病阳性反应的好发区域。在《四总穴歌》中，足三里、委中、列缺、合谷是治疗胃肠、腰背、头项、颌面及口唇部疾患的常用腧穴。临床实践证实，这些腧穴也是以上疾病的高发同源点。上述四穴都位于肘膝关节以下，也在一定程度上验证前臂和小腿部是疾病的阳性反应的好发区域。

根据生物全息理论，前臂和小腿皆为独立的全息元，能反映人体全身的信息，前臂和小腿的各经络节段也可以反映各经络全部的信息。因此，我们选择以前臂和小腿部经络代

表十二经是可行的。

2. 各层次组织与疾病的关系　五体指机体的皮、肉、筋、骨、脉五种组织结构，为构成整个人身形体的重要组织。五体与五脏之间有着特定的联系，皮部反映肺、膀胱的功能，肌肉反映脾、胃的功能，筋骨反映肝、肾的功能。如《素问·宣明五气》曰："心主脉，肺主皮，肝主筋，脾主肉，肾主骨。"在进行经络探查时，我们可以感受到人体各个层次的病变。对于浅表皮部，通过望诊观察经络循行线上皮肤色泽、形态的改变及异常络脉，通过皮肤提捏可以探查皮部的压痛、紧张度、皮下粘连与结节等异常反应。对于中层筋肉，可以通过按揉、弹拨手法探查疼痛敏感点、结节或条索等异常反应。对于深层骨膜，可以通过推循、点按手法探查深部压痛等异常反应。因此，可以通过对各层次组织的探查了解五脏的生理、病理情况。

二、操作

快速经络诊查法是应用望诊观察前臂、小腿皮部的颜色、形态变化，通过提捏、按揉、循推等触诊手法循经探查前臂、小腿皮部、筋肉及骨膜等不同层次组织的异常反应点，进行经络诊断的方法。

1. 浅层皮部的检查　检查浅层皮部时，先观察前臂、小腿十二皮部所属经络循行线上有无皮肤色泽变化、丘疹、脱屑、局部凹陷、隆起及异常脉络等异常点（或区）；再用手指或手掌沿肌表循经触摸，感受皮肤的寒热、润燥、滑涩及是否有凸起、凹陷感；然后用提捏法循经探查皮肤的松紧度、疼痛敏感点、皮下粘连、皮下结节等异常反应，并及时询问患者的感受。

2. 中层肌肉的检查　检查中层肌肉组织时，医生可用提捏、按揉、循推或弹拨等手法，感受前臂、小腿肌肉的紧张度、压痛、结节或条索等异常情况。

3. 深层筋骨的检查　检查深层筋骨部位时，医生手指用力向下深压，循经推循、点按，探查深部组织有无异常的压痛、结节。若发现明显的压痛、结节，可判定为此处经络异常。

总之，快速经络诊查法主要使用望诊、切诊（触摸、提捏、循经推按、弹拨等）对前臂和小腿部每条经络各个层次组织进行检查。诊查过程中要与患者保持沟通，了解患者的感受。同时，检查过程中要与本经络的其他部位、不同经络相同节段及对侧相同位置进行比较，排除干扰。经络是敏感而客观的，机体一旦出现异常，经络上几乎同步就有反应，经络反应往往早于症状出现。快速经络诊查法可以对十二经络进行早期、快速、客观的诊查，协助辨证归经，指导同源点治疗。

第四章　治疗方法

同源点疗法是应用针刺、艾灸、刮痧、拔罐、按摩、针刀等方法刺激同源点，因刺激方式不同，各种方法在补和通的作用中有所偏重。如针刺疗法可以达到通补结合的目的，在养元气和通经络中均发挥作用；艾灸疗法温补、温通效果明显；而刮痧是以通络祛邪见长；针刀松解组织效果明显，适宜于同源点出现粘连、瘢痕改变的疾病。

第一节　同源点针刺疗法

同源点针刺疗法是在养元通络理论的指导下，针刺同源点以调养脏腑元气、疏通经络，治疗疾病的方法。同源点针刺疗法分为中枢同源点治疗和外周同源点治疗两部分，通过针刺中枢同源点调节脏腑功能，养护脏腑元气，协助疏通外周经络；通过针刺外周同源点疏通病变经络，促进经气运行，有助于调节脏腑功能、养护脏腑元气。同源点针刺疗法可以规范为如下流程（图4-1）：①根据脏腑辨证、经络辨证等辨证方法，确定疾病相关的经络；②根据病变经络确定中枢同源点，在疾病相关经络上探查外周同源点；③养元通络治疗：针刺中枢同源点和外周同源点固本养元、疏通经络。

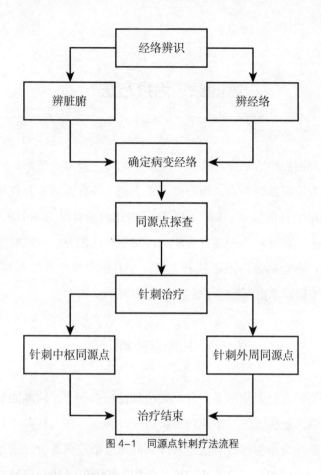

图4-1　同源点针刺疗法流程

一、经络诊查

1. 脏腑辨证　脏腑、经络为不可分割的有机整体。在同源点针刺疗法中，可以通过脏腑辨证确定病变脏腑，根据"经脉脏腑相关"理论，病变脏腑的同名经络即为疾病相关经络，如肺有疾，可推断为肺经病变。

2. 全息诊断　通过面诊、耳诊等生物全息诊疗学也可以确定疾病相关的脏腑，再结合"经脉脏腑相关"理论确定疾病相关经络。

3. 经络辨证　十二经脉在人体的分布既有明确的部位所

在，又有一定的规律可循，经络辨证是确定疾病相关经络最常用的诊断依据。因此，我们对经络辨证方法进行了系统的总结：可以根据疾病症状、病位、发病时间，采用循经诊查、脊柱诊查，原穴、背俞穴、夹脊穴诊查及痧诊、罐诊等多种方法进行经络辨证，其中脊柱诊查中的脊柱动态诊查法对于骨关节疑难病症的经络辨证意义较大。以上几种诊断方式可互参，提高经络诊断的准确性。

二、同源点探查

疾病相关经络确定后，就可在病变经络探查疾病同源点。同源点探查注重立体定位诊断，不仅要确定同源点在疾病相关经络循行上的具体位置，还要明确同源点在该位置的具体层次，是位于皮下、肌肉还是筋骨层，只有在相应层次点治疗才能取得理想的疗效。

三、腧穴处方

1. 中枢同源点　督脉、夹脊穴和背俞穴的分布都与脊神经节段位置相关联，与五脏六腑有直接的联系，可以反映脏腑状态，治疗脏腑疾病。因此，我们把背俞穴同节段的夹脊穴作为中枢同源点。如肝经病变，中枢同源点为肝夹脊（肝俞同节段的夹脊穴）；脾经病变，中枢同源点为脾夹脊（脾俞同节段的夹脊穴）。见表4-1。

表4-1　脏腑背俞、夹脊穴位表

上部	背俞穴	夹脊穴	下部	背俞穴	夹脊穴
肺	肺俞	肺夹脊	胃	胃俞	胃夹脊
心包	厥阴俞	厥阴夹脊	三焦	三焦俞	三焦夹脊

上部	背俞穴	夹脊穴	下部	背俞穴	夹脊穴
心	心俞	心夹脊	肾	肾俞	肾夹脊
肝	肝俞	肝夹脊	大肠	大肠俞	大肠夹脊
胆	胆俞	胆夹脊	小肠	小肠俞	小肠夹脊
脾	脾俞	脾夹脊	膀胱	膀胱俞	膀胱夹脊

2. 外周同源点 在疾病相关经络上探查外周同源点。

四、操作

1. 操作原则 针刺操作要依据同源点的位置、层次，确定针刺的位置、方向、深度，达到准确、有效的刺激。对于中枢同源点，疼痛性疾病一般点刺，不留针；如果疼痛位置较深、疼痛时间较长或脏腑疾病的调治，采取留针治疗。对于外周同源点，针刺的角度、方向和深度要根据同源点的位置决定。头面部的同源带治疗时，多用毛刺法；在四肢关节附近的同源点治疗时，肌肉层治疗多用直刺，筋膜处多用斜刺法；在四肢的同源带进行治疗时，多用平刺法；在络脉瘀阻点进行治疗时，多用络刺法。

2. 操作方法 根据不同情况熟练地运用各项刺法技术，对同源点准确刺激，才能取得较好的治疗效果。根据同源点的位置及患者病情的差异，选用恰当的刺法进行操作。下面我们对常用的刺法予以介绍。

（1）常规刺法 针刺操作时，双手协同，紧密配合。多采用单手进针法，在皮肉浅薄部位采用提捏进针法，在皮肤松弛部位采用舒张进针法。根据同源点所在的具体位置、患者体质、病情需要，针刺角度有直刺、斜刺、平刺三种方法。

针刺深度要根据同源点的层次决定。

（2）特殊刺法 包括毛刺法、浮刺法、络刺法和点刺法。

毛刺法：出自《灵枢·官针》，是传统九刺法的一种，"毛刺者，刺浮痹皮肤也"，多用于治疗皮毛之间的疾病。毛刺法是用毫针浅刺皮肤，其针刺特点是浅且轻，具有解表散邪、调和营卫、活血宣痹的作用。主要有两类，一类是单针浅刺，另一类是多针浅刺。我们常用单针反复浅刺患处皮部，多用于表证、皮肤病的治疗。对于感冒、面瘫等疾病，常在头面部同源带用毛刺法通经宣表。我们多用长度为 13mm，直径为 0.30mm 的短针，方便手持针柄操作。在技术上，点刺要准、快、深浅适度，减少患者痛苦。

浮刺法：是指进针时，针体要与皮肤成 15°角左右，刺入时用力要适中，透皮速度要快，不要刺入太深，然后放平针体。进针层次主要在皮下疏松结缔组织，不深入肌层，只在表皮或皮下，有别于传统的针刺方法，主要用于皮部同源点的治疗。根据进针部位的不同，在上、下肢可上下顺刺或逆刺，应避开皮肤上的瘢痕、结节、破损等处。尽量避开浅表血管，以免针刺时出血。

络刺法：是指刺皮肤上的小络脉，使其出血以泻邪的一种治疗方法。《素问·调经论》曰："病在血，调之络。"目的在于泻郁滞络脉之间的邪热。病热之邪所致血溢，必调治络脉。由于是刺在络脉上，所以称"络刺"。我们常用的短针浅刺放血，也属于本法范围。特定部位的络脉充盈与疾病存在密切的联系。如腰痛的患者常在腘窝处出现络脉充盈；偏头痛患者，常在阳陵泉附近出现络脉充盈。在络脉充盈处络刺放血，通过改善局部气血瘀滞的状态，疏通气机，对于疼痛明显的患者，常有立竿见影的效果。我们不提倡大量放血，尤其对于年老体弱者，少量放血后也常配合补益治疗。如一位 93 岁的腰痛患者，腘窝部和阳陵泉处均有深色小络脉丛，两处刺络放血后，腰部疼痛立刻减轻。3 天后复诊，腰疼减轻，但乏力加重，多梦、易醒。考虑到患者年老体衰，少量放血也会致体虚加重，通过肾俞、大肠俞艾灸治疗而愈。

点刺法：刺入后，稍做刺激即拔针。临床治疗中，夹脊常用点刺法操作。与常规留针治疗比较，点刺法操作迅速、简便，安全性高。在疼痛类疾病的治疗中，点刺后局部不留针，不影响患者的活动。如肩周炎患者经过夹脊点刺后，患者肩部活动一般均能立即好转。点刺疗法有活血消肿、开窍泄热、通经活络的作用，也可用于急性、热性病证的治疗。

五、同源点针刺疗法特点

与常规针刺疗法比较，同源点针刺疗法具有以下特点：

1. 处方规范　腧穴处方由中枢同源点和外周同源点两部分组成。

2. 针刺安全、操作简便　夹脊穴是背部安全性很高的腧穴，外周同源点多位于四肢，针刺亦安全。针刺对部位的准确性要求高，但不要求针刺的得气感，针刺手法简单，刺至病所即可。

3. 患者痛苦小、体验感好　皮部同源点大多位于皮肤、皮下及浅筋膜起止点，位置表浅，治疗进针浅；位于肌肉、筋骨层的同源点，直刺治疗一般也不需要进针太深。临床使用的针具多为 0.5 寸或 1 寸短针，不强调得气，无捻转提插的针刺手法，患者痛苦小，乐于接受治疗。

4. 疗效确切　疗效的关键在于能否进行精准的同源点针刺，经络诊查和同源点探查正确，大多数患者可以达到"立即有效"。即刻效应的治疗性诊断，可以验证经络辨证的准确性。如果没有出现即时效应，要考虑经络诊查和同源点部位的探查及同源点针刺的层次是否准确。少数病程长的患者，无即时效应，需要较长时间的治疗，或要配合方药治疗方能显效，但一般都会在两周内出现效果。如果未达预期，则要考虑调整诊疗思路。

第二节　同源点艾灸疗法

同源点艾灸疗法是运用艾灸辛散温通的特性对疾病同源点进行治疗，以补养元气、温通经络而达到防病治病之目的。同源点艾灸疗法针对中枢同源点及病变经络上的外周同源点治疗后，患者大多可感觉到明显的热感传导至四肢末端（即为灸感）。对于虚寒性疾病，借助艾灸温通经络的特性，能很快改善症状。同时，在中枢同源点施灸，能起到很好的补益作用。因此，同源点艾灸疗法为外治疗法中的重要手段，适用于虚寒性疾病的治疗。

一、理论基础

1. 艾灸夹脊穴温养元气　夹脊穴位于督脉和足太阳膀胱经之间，因此，在夹脊穴施灸既可以调整同节段的背俞穴，又可以作用于同节段的督脉。在施灸过程中，要根据望诊、触诊找到与疾病相关的异常节段，如压痛点、热敏点、隆起、凹陷、侧弯等。在背部督脉或夹脊穴上施灸时，患者可感觉灸感向上、向下或向四肢部传导。施灸者可结合温和灸、回旋灸、雀啄灸、循经往返灸等手法，引导灸感向头颈部、腰骶部或四肢末端传导。通过艾灸温热效应刺激夹脊穴达到调整脏腑功能、温阳益气的作用。

2. 艾灸外周同源点温通经络 艾灸疗法具有温通经络、温补元气的双重作用。外周同源点施灸，疏通经络效果明显。在施灸过程中，很多患者可以体验到明显的灸感传导，虚寒性体质患者经常会有腰背部、胸腹部及手脚冰凉的异常感觉，若灸感能传导至病变部位，可快速改善患者的临床症状。

二、操作

在施灸过程中，以同源点为中心沿背部夹脊穴从上向下及手足部三阴经、三阳经循经施灸，主要采用温和灸、雀啄灸及回旋灸等手法，一般每处灸 5～10 分钟，至皮肤红晕为度。风寒痹病、痿病也可在同源点施行实按灸。具体如下：

1. 温和灸 施灸时，将艾条的一端点燃，对准应灸的部位，距皮肤 2～3cm 进行熏灸，使患者局部有温热感而无灼痛为宜。对于局部知觉迟钝的患者，医者可将示、中二指分开，置于施灸部位的两侧，通过医者手指的感觉来测知患者局部的受热程度，以便随时调节施灸的距离，防止烫伤。

2. 雀啄灸 施灸时，将艾条点燃的一端在施灸部位像鸟雀啄食一样，上下活动施灸。

3. 回旋灸 术者手持艾条，将艾条燃着端悬于施灸部位上距皮肤 2～3cm 处，平行往复回旋熏灸，一般移动范围 3～4cm，使皮肤有温热感而不至于灼痛。

4. 实按灸 将艾条燃着端，隔布或绵纸数层实按在同源点处，停留 1～2 秒，使热气透入皮肉，火灭热减后再重新点火按灸，每处重复 5～7 次。

三、诊疗流程

同源点艾灸疗法可以规范为如下流程（图4-2）：①根据脏腑辨证、经络辨证等辨证方法，确定疾病相关的经络；②根据病变经络确定中枢同源点，在疾病相关经络上探查外周同源点；③养元通络治疗：艾灸中枢同源点和外周同源点固本养元、疏通经络。

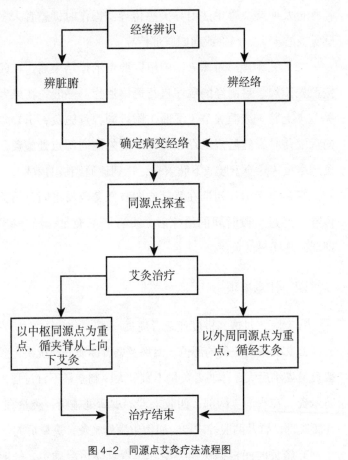

图 4-2 同源点艾灸疗法流程图

1. 经络诊查 参照第三章《灵枢》经络诊查法及本章第一节同源点针刺疗法。

2. 同源点探查　具体方法参照第三章《灵枢》经络诊查法及本章第一节同源点针刺疗法。在艾灸治疗过程，如有明显的灸感传导，也可确定此处为疾病同源点。

3. 艾灸治疗

（1）艾灸中枢同源点　患者俯卧位，循夹脊以中枢同源点为中心施灸。施灸时，要与患者保持沟通，询问局部感觉变化。若局部有热敏感、喜热感及透热感时，施以温和灸、雀啄灸及回旋灸等手法引导灸感传导。操作时，患者大多可感觉灸感向上、向下或向四肢部传导。

（2）艾灸外周同源点　中枢同源点治疗结束后，在四肢按照先阳经、后阴经的顺序进行通络治疗。一般先在患者肩关节（上肢）或髋关节（下肢）附近同源点施灸，引导灸感向远端传导，然后依次在相关经络的外周同源点处施灸，使灸感尽量传导至上肢或下肢末端，达到疏通经络的效果。

很多患者治疗初期在背部或四肢部艾灸没有明显的灸感传导，经过一段时间的治疗后，患者经气充足、经络畅通，即能出现明显的灸感。

四、注意事项

1. 空腹、过饱、极度疲乏者慎灸。

2. 艾灸量由施灸的部位、疾病及患者体质等情况决定。一般灸量先小后大，体弱者灸量不宜过大，刺激量不宜过强，以防晕灸。在头面、胸部、四肢末端等皮薄处施灸，灸量宜小；在腰腹部、臀及两股等皮厚、肌肉丰满处施灸，灸量可大。

3. 施灸时间根据疾病类型和患者具体情况确定，一般控制在 30 ～ 40 分钟为宜。

4. 施灸后，局部皮肤多有红晕和灼热感，不需处理，可自行消失。灸后如发生水疱，可用消毒针刺破水疱，临床发现放出水疱内容物的治疗效果要优于水疱自行吸收者。水疱刺破后，用无菌敷料覆盖，预防感染。

第三节　同源点刮痧疗法

刮痧疗法是运用刮痧器具在皮肤相关部位反复刮拭，刺激皮部、经络，以防治疾病的外治疗法。刮痧疗法历史悠久，经过不断的发展，已成为中医临床特色技能之一，与针灸、按摩、拔罐一并列入中医临床适宜推广技术，广泛应用于内、外、妇、儿、皮肤、美容等科疾病的诊疗及亚健康调理，具有简单易学、安全性高和适应证广等优点。

同源点刮痧疗法，是在养元通络理论的指导下，把刮痧作为调养脏腑元气、疏通经络、治疗疾病的手段，在疏通经络、解表排毒方面效果明显，特色鲜明。既可以单独使用，也可以与同源点针刺、艾灸疗法配合或交替使用，优势互补，提高治疗效果。

一、理论基础

刮痧是在皮肤表面进行，但皮下肌肉也受到刮痧应力的作用，因此，刮痧可以通过刺激皮部、经筋达到疏通经络、补虚泻实，防治疾病的效果。下面从刺激皮部、疏通经筋和补虚泻实三方面论述养元通络刮痧法的功效。

1. 刺激皮部　皮部是十二经脉在体表的分布区，是络脉之气的布散区。依据皮部的变化及刮痧后的痧象可以进行疾病诊断。《素问·皮部论》曰："故皮者有分部，不与而生大病也。"强调在疾病初期应当及时治疗，以防疾病深入发展。

刮痧通过刮拭皮部，透表排毒，疏通气血，激发经气。刮痧不仅可以治疗四肢、体表疾病，根据"经脉脏腑相关"理论，也能调节脏腑功能，治疗脏腑疾病。

2. 疏通经筋　经筋具有约束骨骼、屈伸关节、维持人体正常运动功能的作用。当经筋出现劳损，往往可以在经筋分布区探查到压痛、结节或条索，这些异常反应点也是疾病同源点，尤其高发于关节周围肌肉的起止点。通过刮痧对经筋的循经应力刺激，对于浅中层软组织部位的经筋结灶点有很好的理筋松结效果。患者刮痧后，多会立即感觉轻松。

3. 泻实补虚　刮痧法通过对皮部、经筋的刺激，通经络而行气血，使得精微之气得以运行，濡养周身，达到防病治病的目的。同源点刮痧疗法具有泻实补虚的作用。一方面，刮痧可以解表、通络而排毒泻实；另一方面，刮痧后经络疏通，气血通达，利于养元补虚。《理瀹骈文》曰："须知外治者，气血流通即是补。"刮痧后经络通、气血顺，正气生发，所谓"祛瘀生新"。同时，在中枢同源点刮痧治疗，可有效调节脏腑功能，激发脏腑经气，达到调养脏腑元气的效果。

二、操作

1. 刮痧介质　刮痧过程中，为了减少刮痧阻力、避免皮肤损伤、增强治疗效果，需要在刮拭部位涂抹适量的刮痧介质。刮痧介质的种类很多，如凡士林膏、冬青油膏、红花油、活络油等，这类介质主要起润滑皮肤和减小摩擦的作用。刮痧介质的润滑度直接影响刮痧效果。膏类介质润滑度适中，有利于刮痧操作，有些油类介质过于润滑，会导致刮痧板对皮肤达不到有效刺激，润滑度太差的膏类介质会损伤皮肤，对操作者的手感也有一定的影响。此外，含药刮痧介质，除了润滑皮肤，还能通过皮部发挥药物治疗作用，效果更好。

2. 刮痧手法　握板时，手臂放松，蓄力于腕部。施术时用手腕控制力度大小。刮拭时，手腕用力，力度要均匀，同时要根据病情和患者的反应，随时调整刮拭力度，轻而不浮、重而不滞，以患者能耐受为度。刮痧疗法主要有以下几种操作手法。

（1）面刮法　术者手持刮板，刮板下缘的1/3接触皮肤，向刮拭方向倾斜30°～60°（以45°应用最广泛），手腕用力向同一方向刮拭，不可逆向回刮。刮到尽头起板，再从始刮部位重复上述动作。面刮法有一定的刮拭长度，比较平和，一般适用于刮拭身体比较平坦的部位。

（2）角刮法　根据人体刮拭部位选择刮板的角，自上而下刮拭，刮板与皮肤成45°角。角刮法适合刮拭人体面积较小的部位，或在沟、窝、凹陷处刮拭，如鼻沟、脊旁、肘窝等。

（3）点按法　用刮板一只角与所按穴位成90°角垂直向下按压，由轻到重，逐渐加力，停留数秒钟后迅速抬起，使被按压肌肉复原，重复施术，手法连贯。点按法适用于肌肉丰厚及骨骼凹陷处。

3. 刮痧诊断　刮痧过程还要注意刮痧的疾病诊断功能，刮痧治疗与刮痧诊断互参，提高诊疗效果。一般情况下，刮痧后患者会感觉症状立马减轻，说明诊断正确；通过痧象出现的位置、范围及颜色进行经络诊断、同源点探查及病性诊断；刮痧操作过程中还可继续探查同源点，患者能感受到刮痧局部疼痛敏感、酸胀等异常，施术者在刮痧时可体会皮部、筋肉层有结节、条索等异常感。根据患者的异常感觉及板下软组织的紧张度、异常反应点了解局部的病变情况，可以进一步明确同源点的位置和发现新的疾病同源点。

三、诊疗流程

同源点刮痧疗法可以规范为如下流程（图4-3）：①根据脏腑辨证、经络辨证等辨证方法，确定疾病相关的经络；②根据病变经络确定中枢同源点，在疾病相关经络上探查外周同源点；③养元通络刮痧治疗：在背部，运用面刮法、角刮法及点按法以中枢同源点为中心刮拭；沿疾病相关经络循经刮痧，重点刮拭外周同源点。

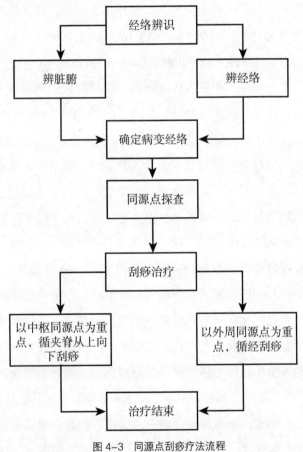

图4-3 同源点刮痧疗法流程

1. 经络诊查 参照第三章《灵枢》经络诊查法及本章第

一节同源点针刺疗法。注重结合刮痧过程中的流畅感、患者的感受及痧象等诊断病变经络。

2. 同源点探查 具体方法参照第三章《灵枢》经络诊查法及本章第一节同源点针刺疗法。也要结合刮痧诊断法进行同源点探查。

3. 刮痧治疗

（1）中枢同源点治疗 患者俯卧位，在背部夹脊穴及督脉从上向下进行刮痧治疗，重点刮拭中枢同源点及同节段督脉的同源点。

（2）外周同源点治疗 养元治疗结束后，在四肢部按照先阳经、后阴经的顺序进行刮拭通络治疗。一般从肩部或髋部向四肢远端，重点刮拭外周同源点。刮拭过程中，要运用面刮法、角刮法及点按法等不同手法组合，处理硬结、条索、细沙样等同源点，施力大小应以患者感觉舒适为度，每次刮痧治疗时间控制在 10 分钟左右。不可贪功冒进，力图一次处理完同源点的所有异常改变；应缓缓图之，逐步改善，这样患者损伤小、体验感好，更易于接受。

四、注意事项

1. 体弱病重、出血性疾病、施术部位皮肤溃破、皮肤病、皮肤高度敏感等情况，不适宜刮痧治疗。下肢静脉曲张患者、妊娠期妇女亦不建议刮痧。

2. 操作前仔细检查刮具，其边缘必须光滑无缺，防止划破皮肤。

3. 刮痧治疗时要取单一方向，不宜来回刮，用力均匀、适中，勿损伤皮肤。

4. 治疗强度要根据患者的体质确定。对于年老、体虚者，刮拭力度要轻，速度要慢，范围不宜过大。

5. 治疗过程中要严密观察病情变化，发现异常应立即停止刮痧，根据情况对症处理。

6. 刮痧后勿马上洗浴。根据痧象轻重程度，治疗 4～6 小时后再行温水浴，洗浴后需避风寒。

第四节　同源点拔罐疗法

拔罐疗法是以罐为工具，利用燃烧或抽气排出罐内空气，造成负压，使罐吸附于病变部位或经络、腧穴，使局部皮肤充血、瘀血，以疏通气血、宣散外邪，达到防治疾病的目的。拔罐疗法广泛应用于内、外、妇、儿、皮肤、骨伤、口腔、五官等科疾病的诊疗及体质调节，已被列入中医临床适宜推广技术。拔罐包括闪罐法、留罐法、走罐法、刺络拔罐法等，以留罐法最常用。同刮痧疗法一样，拔罐也有疾病诊断的作用：①拔罐治疗后患者会感觉症状即刻减轻，说明诊断正确；②通过罐印的颜色及后期罐印消退的速度等进行病性诊断。

同源点拔罐疗法是在养元通络理论的指导下，运用拔罐调养脏腑、疏通经络。分为中枢同源点拔罐和外周同源点拔罐两个部分。

一、理论基础

1. 祛除外邪，保卫机体　外邪入侵先从皮毛腠理开始，拔罐可祛除体内的风、寒、湿等邪毒。皮部是十二经脉之气散布的部位，与经络、脏腑关系密切，拔罐能调节脏腑经络功能，提高机体的抗御疾病能力，即邪去而正安。

2. 活血行气，疏通经络　"不通则痛"，气血瘀滞或经气亏虚都会导致经络不通而产生各种病变。拔罐有明显的活血通络、缓解疼痛作用。拔罐的负压作用可以刺激皮部、经筋等不同层次的组织，使局部组织产生充血、出血等变化，改善组织气血循环；负压还可以松解粘连、舒展经筋。

3. 反映病候，协助诊断 当外邪侵袭人体时，病邪可以由表及里、由浅入深地传变；当内脏出现病变时，也可以通过经络由里及表地传变。因此，罐区内皮部的变化可以反映病候，协助诊断病变的性质、部位。如拔罐后大椎穴附近出现暗红色或红色与紫色夹杂的瘀点，多为外感风寒或寒邪束肺类疾病。通过几次拔罐后，罐斑瘀点变少，颜色变淡，说明疾病好转。

二、操作

1. 吸附方法

（1）火吸法 是利用火在罐内燃烧时产生的热力排出罐内空气，形成负压，使罐吸附在皮肤上的方法。闪火法比较安全，最常用。操作时用镊子夹持酒精棉球，将酒精棉球点燃，在罐内绕 1～3 圈后退出，迅速将罐扣在应拔的部位，即可吸附在皮肤上。注意勿将罐口烧热，以免烫伤皮肤。

（2）抽气吸法 先将罐底紧扣在拔罐部位，用吸引器抽出空气，使其产生负压，即能吸住，压力适中时取下吸引器，留罐。

一般留罐 10～15 分钟左右，待拔罐部位的皮肤充血、瘀血时，将罐取下。若罐大而吸拔力强时，可适当缩短留罐时间，以免起疱。

2. 拔罐方法 临床拔罐时，可根据不同的病情，选用不同的拔罐法。常用的拔罐法有以下几种。

（1）留罐法　又称坐罐法，即将罐吸附在体表后，使罐吸拔留置于施术部位 10 ～ 15 分钟，然后将罐取下。

（2）走罐法　亦称推罐法，即拔罐时先在所拔部位的皮肤或罐口上，涂一层凡士林等润滑剂，再将罐拔住。医者用右手握住罐子，在需要拔罐的部位向上、下或左、右往返推动，至所拔部位的皮肤红润、充血，甚或瘀血时，将罐起下。此法适宜于面积较大，肌肉丰厚部位，如腰背、臀、大腿等部位。

（3）闪罐法　将罐拔住后，立即取下，如此反复多次地拔住、取下，直至皮肤潮红、充血或瘀血为度，多用于局部皮肤麻木、疼痛或功能减退等疾患，尤其适用于不宜留罐的患者。

（4）刺络拔罐法　又称刺血拔罐法，是在拔罐部位刺络（刺血）后再进行拔罐的一种治疗方法。治疗部位用酒精消毒后，用三棱针快速点刺局部，然后将火罐迅速拔在刺血部位，根据出血量决定留罐时间。一般每次留罐 10 分钟。出血量不宜过大，每次总量成人控制在 10mL 以内。起罐后，用无菌纱布擦净血迹。

三、诊疗流程

同源点拔罐疗法可以规范为如下流程（图 4-4）：①根据脏腑辨证、经络辨证等辨证方法，确定疾病相关的经络；②根据病变经络确定中枢同源点，在疾病相关经络上探查外周同源点；③养元通络治疗：由于拔罐比针刺刺激的范围大，中枢同源点拔罐以夹脊穴及其同节段督脉为中心治疗，外周同源点拔罐以疾病外周同源点为中心治疗。

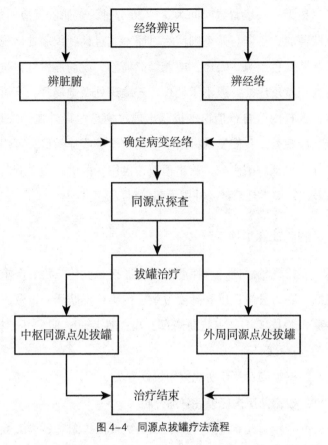

图 4-4 同源点拔罐疗法流程

1. 经络诊查　参照第三章《灵枢》经络诊查法及本章第一节同源点针刺疗法。

2. 同源点探查　具体方法参照本章第三章《灵枢》经络诊查法及本章第一节同源点针刺疗法。

3. 拔罐治疗

（1）中枢同源点治疗　夹脊穴与同节段督脉穴位点邻近，故拔罐养元治疗以中枢同源点同节段的督脉点为中心拔罐，同时对督脉、中枢同源点进行刺激。

（2）外周同源点治疗　在外周同源点处施行拔罐治疗。面积较小不适宜火罐治疗的同源点可配合刮痧、手法等治疗。

拔罐后一般留罐时间为 5 ~ 20 分钟，若肌肤反应明显、皮肤薄弱、年老与儿童则留罐时间不宜过长。拔罐处出现点片状紫红色瘀点、瘀斑，或兼微热痛感，或局部发红，是拔罐的正常反应，一般不予处理。若罐斑处微觉痛痒，不可搔抓，数日内可自行消退。拔罐出现水疱是湿毒外泄的表现，经临床观察，我们发现排出水湿比自然吸收疗效好。可用消毒针从底部刺破水疱，放出疱液，再用无菌敷料覆盖。若皮肤破损，应常规消毒，并用无菌敷料覆盖。

四、注意事项

1. 拔罐禁忌证：急性严重疾病、接触性传染病、严重心脏病、心力衰竭；皮肤高度过敏、传染性皮肤病，以及皮肤肿瘤（肿块）部、皮肤溃烂部；出血性疾病；眼、耳、口、鼻等五官孔窍部。

2. 妊娠妇女及婴幼儿慎用拔罐方法。

3. 拔罐前应选好患者舒适体位。

4. 老年、儿童、体质虚弱及初次接受拔罐者，拔罐数量宜少，留罐时间宜短。

5. 拔罐手法要熟练，动作要轻、快、稳、准。用于燃火的酒精棉球，不可吸含酒精过多，以免拔罐时滴落到患者皮肤上而造成烧烫伤。

6. 拔罐过程中如果出现拔罐局部疼痛，可以减压放气或立即起罐。

7. 拔罐过程中若出现头晕、胸闷、恶心欲呕等晕罐现象，应立即起罐，参照晕针处理。

第五节　同源点按摩疗法

同源点按摩疗法是在养元通络理论指导下，应用捏、推、揉、弹拨、按等按摩手法刺激疾病相关经络、同源点，达到固本养元、疏通经络作用的治疗方法。本疗法简便易行、疗效明显、患者体验感好，是一种患者接受度较高的治疗方法。

一、理论基础

1. 循经推按、全面疏通　同源点按摩疗法运用提捏、指揉、推循、弹拨等按摩手法循经治疗，在治疗中能进一步探查和治疗经络上病变微细的同源点，全面有效地疏通经络、调和气血。

2. 分层治疗、针对性强　同源点按摩疗法，根据同源点的层次选用相应手法，达到同源点的精准治疗，故治疗针对性强。如同源点位于皮部，选用提捏、掌推等手法，有助于驱除风、寒、湿等外邪；同源点位于皮下筋肉层，选用轻、中度的弹拨及指揉等手法，改善局部气血不通、经络阻滞的状态；对于深层骨膜处的同源点，则采用较重的弹拨、点按等手法，才能疏通深层的组织。

3. 安全性高、适用人群广　按摩操作遵循柔和、深透、有力的原则，以提捏、掌推、弹拨、指揉等为主，忌用粗暴手法。按摩治疗安全，患者接受度高，适用人群更广泛；且操作简单，程序规范，易于学习，也适合广大中医爱好者自我保健。

二、常用手法

按摩手法种类多，手法操作中都遵循"轻→重→轻"的原则，讲究均匀、柔和、有力、持久、深透。同源点按摩疗法以同源点为重点进行手法操作，常用的手法包括擦、揉、推、按、压、捏、拿、拨、拍法及按揉、弹拨、揉捏法等复合手法。

1. 擦法 用第5掌指关节背侧吸附于治疗部位，通过腕关节的屈伸及前臂的旋转运动，使小鱼际与手背在治疗部位持续不断地来回滚动。适用于颈项、肩背、腰臀及四肢等肌肉丰厚部位的治疗。

2. 揉法 用手掌大鱼际、掌根或手指指腹吸定于治疗部位体表，做轻柔缓和的回旋动作。用大鱼际或掌根部着力的称为大鱼际揉法或掌根揉法，用拇指或示、中指指腹着力的称为指揉法。大鱼际揉法柔和舒适，掌根揉法可用力较大，刺激较深组织。轻揉时作用力仅达到皮下组织，重揉时可作用到肌肉。

3. 推法 用指、掌、肘部紧贴治疗部位做单方向的推动，压力要适中，推进速度缓慢均匀。用指推称指推法；用掌推称掌推法；用肘推称肘推法。指推法常用于头面、颈项及手足部；掌推法、肘推法常用于腰背及四肢部。

4. 按法 用拇指指腹、手掌或尺骨鹰嘴着力于治疗部位的体表，逐渐用力下按，按压达到所需力度后，停留片刻后松劲撤力。以拇指指腹着力按压称指按法；以单手或双手掌掌面着力按压称掌按法；屈肘关节，用尺骨鹰嘴按压称肘按法。按法常常与点穴、揉法结合，形成点按法或按揉法。按法适用部位广泛，根据同源点的层次，确定治疗力度，使力度达到相应的层次。

5. 压法　用拇指指腹、手掌或尺骨鹰嘴着力于治疗部位进行持续按压。根据施术部位，压法分为指压法、掌压法和肘压法。压法和按法一样，适用部位广泛，操作时要根据同源点的层次，确定治疗力度，使力度达到相应的层次。

6. 捏法　拇指与其他手指相对用力，在治疗部位做对称性的挤捏。挤捏的力量适中，不能损伤皮肤，主要用于浅层皮部同源点的治疗。

7. 拿法　用拇指与其他手指相对用力提捏或捏揉治疗部位肌肤。拿法刺激量较强，主要用于颈项、肩背及四肢部的治疗，拿捏时间不宜过长，次数不宜过多。

8. 拨法　用手指按于治疗部位，适当用力做与肌纤维垂直方向的来回拨动。治疗力度以使患者有酸胀感、能耐受为度。拨法有解痉镇痛、剥离粘连的作用，主要适用于颈肩、腰背、四肢等部位肌肉、肌腱的治疗。

9. 拍法　五指并拢，手掌微屈，用虚掌拍打施治部位称拍法。操作时，肩、肘、腕要放松，以手腕发力，动作协调灵活，有弹性，有节奏，用力柔和。拍法是常用的治疗后结束手法，在脊柱部可从上向下操作，在四肢部按经络循行方向操作。

10. 复合手法　临床操作，往往是两种或多种手法结合到一起使用。最常用的是按揉法和弹拨法。

（1）按揉法　由按法与揉法复合而成。分为指按揉法和掌按揉法两种。按揉法按揉并重、刚柔并济，使用范围广。指按揉法适于颈项、头面、腰部及四肢等各部；掌按揉法适于肩背、四肢。

（2）弹拨法　以指端着力于治疗部位，在拨法的基础上，施以弹动之力，弹而拨之。弹拨法分为拇指弹拨和示指弹拨两种，主要用于结节、条索同源点的治疗。

（3）揉捏法　是揉法和捏法的复合手法。操作时拇指自然外展，其余四指并拢，紧贴于皮肤，以拇指与其余四指对合用力揉捏。揉以拇指为主，其余四指为辅；而捏以其余四指为主，拇指为辅。揉捏法主要用于颈项、肩背及四肢部治疗。

三、诊疗流程

同源点按摩疗法诊疗程序与同源点针刺疗法基本相同，可以规范如下（图4-5）：①根据脏腑辨证、经络辨证等辨证

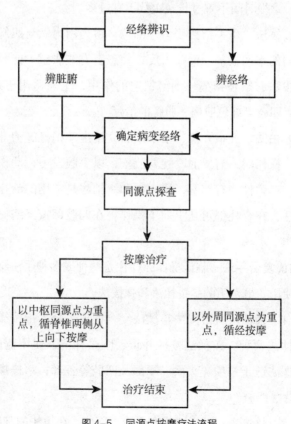

图 4-5　同源点按摩疗法流程

方法，确定疾病相关的经络；②根据病变经络确定中枢同源点，在疾病相关经络上探查外周同源点；③养元通络按摩治疗：循经按摩，以中枢同源点及外周同源点为重点施行提捏、指揉、推循、弹拨等手法，养护脏腑元气、疏通经络，防治疾病。

1. 经络诊查　参照第三章《灵枢》经络诊查法及本章第一节同源点针刺疗法。

2. 同源点探查　参照第三章《灵枢》经络诊查法及本章第一节同源点针刺疗法。

3. 按摩治疗

（1）中枢同源点治疗　患者俯卧，首先常规按摩手法放松腰背部肌肉，然后以拇指指腹沿脊柱正中（督脉）及双侧脊旁（夹脊）由上往下连续点揉，在中枢同源点节段稍作停留、重点点揉，如局部有结节、条索，可在患处使用弹拨、推按手法，以患者能耐受为度。

（2）外周同源点治疗　养元治疗结束后，一般按照先头面、后四肢，先阳经、后阴经的顺序进行通络治疗。根据同源点的层次选用相应的手法以同源点为重点循经治疗：浅层皮部同源点可用提捏法、指推法治疗；中层筋肉部同源点可用指揉、点按、弹拨法治疗；深层骨膜处同源点可用指揉、点按法治疗。肌肉起止点处是筋伤疾病同源点的好发部位，需重点治疗，治疗结束后，以拍法、抹法收尾。

四、注意事项

1. 禁忌证：有出血倾向者（如血友病、过敏性紫癜）；急性损伤局部及皮肤病病变部、皮肤破损及水火烫伤处；妇女妊娠期与月经期的腰骶部和腹部；身体极度虚弱及严重的骨质疏松症者。

2.体位选择应以患者舒适、医者操作方便为原则。

3.医者要全神贯注，手法操作均匀持久、缓慢柔和。

4.手法结束后，患者宜卧床休息 10 分钟，不宜马上进行剧烈运动。

第六节　同源点针刀疗法

同源点针刀疗法是在养元通络理论的指导下用针刀松解特定的同源点，以调养脏腑元气、疏通经络。该疗法是对同源点针刺疗法的补充，适宜于病程较长，同源点发生粘连、瘢痕等变性疾病的治疗。

一、疗法特色

1. 疏通经络效果明显，疗效可靠　本疗法主要运用针刀松解、剥离同源点处的粘连、瘢痕组织，疏通疾病相关经络而发挥治疗作用。同源点是与疾病密切关联的阳性反应点，随着病情加重及病程延长，同源点处的结节、条索就会逐渐出现粘连、瘢痕化改变，这时常规的针刺、按摩等治疗往往难以达到理想的治疗效果。这种情况下，针刀的松解、剥离作用能更好地刺激同源点，疏通经络。因此，对于慢性、顽固性疾病，本疗法兼具针的疏通和刀的切割、松解作用，疏通经络效果明显，临床疗效可靠。

2. 诊疗程序规范，安全性高　对于骨伤疼痛性疾病，其损伤点多见于筋骨聚结部位。这类疾病的发病机制、病理变化基本相同，可以根据损伤部位采用规范化诊疗程序和标准化的治疗方案，便于临床推广运用。对于陈旧性筋骨疼痛疾患，组织粘连多发生在皮下，针刀皮下松解安全性高；瘢痕变性多发生在肌肉起止点，有明确的骨性标志，针刀贴骨面操作不会损伤重要的神经、血管等组织。我们选用的治疗点是针对几个关键的同源点，不进行大范围的组织松解，而且选用的针刀较细，一般不用麻醉，组织创伤小，治疗安全性高。

二、操作

1. 针刀的选择 同源点针刀疗法兼有针灸和针刀的双重作用，使用较细的针刀就可以达到治疗目的。根据治疗部位组织的硬度不同，常规选择直径为 0.4mm、0.6mm 和 0.8mm，长度范围为 5～10cm 的一次性针刀。

2. 治疗前准备 患者保持合适的体位，常用体位为仰卧位、侧卧位和俯卧位。医者要佩戴手术帽、口罩及无菌手套，充分暴露患者的治疗部位，选择治疗点后用记号笔定位。在治疗部位用活力碘消毒 3 次，铺无菌洞巾，对于不耐受疼痛者行 1% 利多卡因局部浸润麻醉。

3. 常用针刀操作入路

（1）皮部层同源点的针刀操作入路 针刀刀口线与重要神经、血管走行方向保持一致，垂直进针刀，快速刺入皮肤到达皮下，放平针身，沿皮下多个方向透刺，也可摆动针刀柄进行扇形摆动分离治疗。本法适用于皮部层同源点粘连、瘢痕的松解。

（2）肌肉层同源点的针刀操作入路 针刀刀口线与肌纤维走行方向保持一致，垂直进针刀，快速刺入皮肤，经过皮肤、皮下到达肌肉层。若患者感觉局部酸、胀、痛明显或刀下有明显涩滞感时，即到达肌肉层同源点处。将针刀刺至变性的同源点，将其间的粘连、瘢痕切开。本法适用于肌肉层同源点粘连、瘢痕的松解，但是要注意针刀刺入的深度。

（3）筋骨层同源点的针刀操作入路　针刀刀口线与重要神经、血管走行方向保持一致，垂直进针刀，快速刺入皮肤，经过皮肤、皮下、肌肉层到达骨膜处，可稍向上提针刀再向下切割。然后调转刀口线90°，沿骨面进行铲剥操作。本法适用于筋骨层同源点粘连、瘢痕的松解，但是要注意针刀铲剥的幅度，如铲剥幅度太大会造成局部损伤过重，延长患者的恢复时间。

（4）中枢同源点的针刀操作入路　针刀刀口线与脊柱纵轴方向保持一致，垂直进针刀，快速刺入皮肤，经过皮肤、皮下到达棘突顶点处，调整针刀沿棘突两侧向下切割，松解中枢同源点的粘连、瘢痕。

4. 针刀治疗后操作　针刀治疗结束后，拔出针刀并用无菌敷料覆盖，四肢部可用手指按压止血2～3分钟，脊柱部可用手掌按压止血3分钟。最后用创可贴覆盖针孔，保持患处干燥72小时。

三、诊疗流程

同源点针刀疗法可以规范为如下程序（图4-6）：①根据脏腑辨证、经络辨证等辨证方法，确定疾病相关的经络；②根据病变经络确定中枢同源点，在疾病相关经络上探查外周同源点；③养元通络针刀治疗：在中枢同源点及变性明显的关键外周同源点处施行针刀治疗，以养护脏腑元气、疏通经络，治疗疾病。

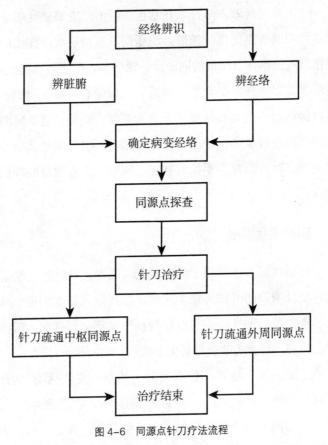

图 4-6 同源点针刀疗法流程

1. 经络诊查 参照第三章《灵枢》经络诊查法及本章第一节同源点针刺疗法。

2. 同源点探查 具体方法参照第三章《灵枢》经络诊查法及本章第一节同源点针刺疗法。注重探查粘连、瘢痕严重、变性明显的同源点，这些同源点是针刀疗法的治疗点。

3. 针刀治疗

（1）中枢同源点治疗 患者俯卧位，在背部中枢同源点进行针刀治疗。具体操作可按照中枢同源点的针刀操作入路进行。

（2）外周同源点治疗　在粘连、瘢痕严重等变性明显的关键外周同源点处进行松解，根据同源点的层次选择相应的操作方法。粘连、瘢痕的同源点，深层多发生于肌肉起止点；浅层多在以损伤组织为中心的近心端和远心端皮下组织，尤其以损伤组织的近心端皮下组织为明显；此外，这类同源点也会出现在腱鞘部，如屈指肌腱腱鞘炎、桡骨茎突狭窄性腱鞘炎等。针刀治疗主要松解粘连、瘢痕、挛缩明显的外周同源点。

四、注意事项

1. 适应证：主要用于病程较长，同源点处粘连、瘢痕严重，变性明显的骨伤疼痛类疾病，如屈指肌腱腱鞘炎、网球肘、踝关节陈旧性损伤等慢性损伤性疾病，颈椎病、腰椎间盘突出症、膝骨关节炎等骨关节疾病。

2. 禁忌证：施术部位有红肿、灼热、皮肤感染、破溃，深部有脓肿、组织坏死、恶性肿瘤的患者；有严重的心、脑、肝、肾等内脏器质性疾病的患者；糖尿病、高血压病，病情控制不良者；有血友病、血小板功能低下等凝血功能异常的患者；患有肝硬化、活动期肺结核等严重代谢性疾病的患者；月经期、妊娠期及产后的患者。

3. 针刀诊疗一般要求有专用的治疗室，定期进行消毒。工作人员按规定进行着装，佩戴手术帽、口罩，医生要戴无菌手套，严格无菌操作。

4. 治疗过程中，要密切观察生命体征变化，若发现异常应立即停止针刀，根据情况对症处理。

5. 针刀治疗结束后，局部按压止血，创可贴覆盖针孔，嘱患者 72 小时内不要擦洗治疗部位。

五、应用举例——肱骨外上髁炎的针刀治疗

1. 经络诊查　　肱骨外上髁炎的病变经络主要有手阳明大肠经、手少阳三焦经,参照《灵枢》经络诊查法,明确其具体的疾病相关经络。

2. 同源点探查

(1)中枢同源点探查　　在大肠夹脊、三焦夹脊诊查,往往可探查到变性明显的结节、条索。

(2)外周同源点探查　　探查外周同源点时,可在肱骨外上髁处找到粘连、瘢痕明显处。病变涉及手阳明大肠经或(和)手少阳三焦经等经络。循经探查,一般可在以肘关节为中心的上臂、前臂皮部区探查到皮下粘连同源点。

3. 针刀治疗

(1)治疗前准备　　患者取坐位,在同源点处定位、消毒、铺巾,对于不耐受疼痛者行 1% 利多卡因局部浸润麻醉。

(2)针刀治疗

①中枢同源点治疗:大肠夹脊的松解,定位在大肠夹脊节段(L_4)棘突,针刀刀口线与脊柱纵轴方向保持一致,垂直进针刀,快速刺入皮肤,经过皮肤、皮下到达 L_4 棘突顶点处,调整针刀位置,沿棘突两侧向下切割,松解大肠夹脊的粘连、瘢痕;三焦夹脊的松解,定位在三焦夹脊节段(L_1)棘突,具体操作方法参照大肠夹脊操作。

②外周同源点治疗:肱骨外上髁处的同源点,按照筋骨层同源点的针刀操作方法松解。大肠经、三焦经上的皮部同源点,按照皮部层同源点的针刀操作方法松解。

(3)术后处理　　针刀拔出后,局部按压止血 2～3 分钟,创可贴覆盖针眼。1 周治疗 1 次,一般治疗 1～2 次。

第七节　针药结合治疗

　　针灸与中药是中医防治疾病的两种重要手段，二者各有所长。为了更好地发挥二者的优势，弥补单一治疗的不足，增效减毒，可以使用针药结合防治疾病。唐·孙思邈《备急千金要方》曰："若针而不灸，灸而不针，皆非良医也；针灸而不药，药而不针灸，尤非良医也……知针知药，固是良医。""汤药攻其内，针灸攻其外，则病无所逃矣。"清·唐大烈《吴医汇讲》曰："用针通其外，由外及内，以和气血；用药通其里，由内及外，以和气血，其理一而已矣。"

　　在养元通络理论的指导下，针灸治疗与药物治疗结合，具有协同增效、减毒的优势。

一、理论基础

　　"经脉脏腑相关"理论是针药结合的基础。"外治之理即内治之理"，即内治与外治治则相同，是针药结合的依据。将脏腑辨证和经络辨证的结果相互参考、相互印证，可以提高诊断的准确性。尤其是在脏腑病变的早期，经络探查就可以发现异常，在进行脏腑辨证时注重经络诊断，能更早地发现病变，避免漏诊的发生，也更容易明确病变脏腑经络。从治疗性诊断来看，药物治疗如果取得疗效，那么药物治疗的治则可以用于指导针灸治疗；如果针灸治疗取得效果，那么针灸治疗的治则也可以用于药物治疗，利用针灸治疗即时有效的特点，可以很快验证治则的准确性，这在诊断上优势明显。

二、针药结合的优势

针药结合能把针灸疏通经络和中药调整脏腑的优势结合起来，疗效会优于单一疗法。《伤寒论》是我国现存最早的理法方药完备的医学典籍，主张针药结合，并认为"阳证宜针""阴证宜灸""热入营血宜刺络放血"。针刺平补平泻，以双向调节见长；刺络放血，泻热消瘀效果明显；灸法补阳散寒功效显著；中药内服补虚泻实优势突出。根据患者实际，针灸、药物结合，取长补短，提高疗效。养元通络法治疗疾病的基本原则为调养脏腑经络元气和疏通经络。针灸疗法是通过针灸中枢同源点和外周同源点养护脏腑元气、疏通经络；药物治疗是应用药物调养气血、调整脏腑功能来养护脏腑元气，应用活血养血、化瘀通络、逐水化痰、散结消肿等药物疏通经络。针药并用，养元通络、补虚泻实效果更显著。

针灸与药物结合还可以协同减低毒副作用的发生。针灸无明显毒副作用，是安全的绿色疗法，但也有部分患者灸后出现牙龈肿痛、口腔溃疡等"上火"现象，对于易"上火"的患者，除了操作时注意灸量外，灸后可适当喝点麦冬、连翘等滋阴、透表的药茶预防。部分中药内服存在胃肠道、肝肾等毒副作用的风险，如全蝎、蜈蚣、蜣螂等虫类药物性善走窜，搜风通络、解毒止痛效果较好，很多疑难顽疾都要用到，但长期、大量使用就可能损伤肝肾功能，我们加用温灸、刺络等外治疗法可以缩短内服这类药物的时间或减少这类药物用量，在保证疗效的前提下，减少了毒副作用的发生。

第五章　临床运用举例

　　临床运用举例，主要从经络诊查、同源点探查及针刺治疗等方面介绍同源点疗法在 21 个常见疾病中的具体应用。经络诊查介绍脏腑辨证和经络辨证两种方法诊断病变经络。脏腑辨证诊经络是通过脏腑辨证诊断病变脏腑，根据"经脉脏腑相关"，病变脏腑同名的经络即是病变经络；经络辨证是通过经络诊查确定病变经络。颈椎病、肩周炎等筋骨损伤类疾病疼痛、压痛部位与病变经络关系密切，其经络诊查以经络辨证为主，辅以脏腑辨证；内科、妇科等疾病则首先通过脏腑辨证，确定病变脏腑与经络，再通过经络辨证进一步明确病变经络；皮肤疾病，两种辨证方法都很重要。总之，两种辨证方法结合可以提高经络诊查的准确性。同源点探查注重触诊，为了方便大家了解这部分内容，列出了各疾病高发同源点，高发点用传统穴位定位描述，但实际位置多在这些穴位附近，要通过揣穴准确定位。针刺治疗强调同源点针刺的精准性，位置、层次都要准确。最后以验案举例展示同源点疗法的诊疗过程。

第一节 骨伤科疾病

一、颈椎病

【概述】

颈椎病是由于颈椎间盘退变及其继发的一系列病理改变，如颈椎骨质增生、项韧带钙化、颈椎间盘突出、韧带增厚等改变，刺激或压迫颈部神经根、椎动脉、颈交感神经、脊髓等组织而产生的一系列症状和体征的综合征。根据受累组织和结构的不同，颈椎病常常分为颈型、神经根型、椎动脉型、交感神经型和脊髓型。颈椎病是一种常见病、多发病，其发病率为 3.8% ～ 17.6%，男女比例约 6：1，多见于 40 岁以上的中老年患者。随着低头工作人群的增多，颈椎病的患病率不断上升，且发病年龄有年轻化的趋势。由于与之相关的抑郁情绪、失眠等问题严重影响患者的生活质量，颈椎病已成为严重的公共卫生问题之一。

颈椎病相当于中医学的"项痹"，其主要症状见于"痹病""痿病""项强""眩晕"等论述中。风寒湿邪、外伤劳损等是颈椎病发病的外在条件，肝肾亏损、脾胃虚弱、督脉空虚等为其发病的内在因素。若外邪侵袭、痹阻经络，导致膀胱经经气不利，就会出现颈项强痛等症；兼以脾胃虚弱，气血生化乏源，或气血运行失调，手足失于濡养，就会出现手足麻木等症。椎动脉型颈椎病多因脾虚运化无力，痰湿内生，痰浊中阻，蒙蔽清阳，故以眩晕、呕吐为主症。

【经络诊查】

1. 诊经络

（1）脏腑辨证

①从肝辨证

肝血虚证：肝血亏虚，血不养筋，颈部筋骨发生退变与老化，而出现筋脉拘急、肢体麻木、屈伸不利等症。辨证要点：颈椎屈伸不利，筋脉拘急，肢体麻木，视物模糊，爪甲失养。舌淡，脉细。

肝郁气滞证：肝气郁滞，气血运行不畅，导致颈部气血瘀滞、筋骨活动不利。辨证要点：颈项部强痛、活动受限，上肢外侧疼痛、麻木，胸胁、少腹胀闷疼痛，喜太息。舌淡红，苔薄白，脉弦。

②从脾胃辨证：脾胃虚弱证。气血生成不足，经脉亏虚，血少不足以荣养四末，出现上肢麻木等症。辨证要点：颈项部疼痛、活动受限，肢体麻木，上肢肌肉萎缩，纳少、腹胀、便溏，倦怠乏力。舌淡，苔白，脉缓弱。

③从肾辨证：颈椎病主要病理改变为颈椎骨关节结构的退变，与肾主骨功能密切相关，从辨证上分为肾阳虚证与肾阴虚证。

肾阳虚证：肾阳不足，颈部经脉失于温煦，风寒湿等外邪入侵，留滞经络，出现颈项部活动不利，畏寒肢冷。辨证要点：颈肩部疼痛，活动受限，遇寒、遇劳加重，喜温喜按，小便清长，夜尿频多。舌淡苔白，脉弱。

肾阴虚证：肾阴亏虚，骨失濡养，则导致骨质疏松，骨赘代偿形成。辨证要点：颈项部疼痛，酸软无力，不耐久坐久行，头晕，耳鸣，潮热，盗汗，五心烦热。舌红少津，脉细数。

（2）**经络辨证** 从经络循行看，手阳明大肠经、手少阳三焦经、手太阳小肠经、足阳明胃经、足太阳膀胱经、足少阳胆经、督脉及任脉都经过颈项部，且以阳经为主。根据颈肩部疼痛、压痛部位及活动障碍的不同，结合经络诊查确定颈椎病的病变经络，临床最常见的病变经络为大肠经、三焦经、小肠经、膀胱经及督脉。颈椎病常反复发作，一般病程较长，确定主要病变经络后，其同名经及表里经也需仔细探查。

①手阳明型：以颈部前外侧疼痛、压痛为主。切诊夹脊穴，在大肠夹脊往往可探查到阳性反应点；循大肠经皮部提捏可发现皮肤疼痛敏感带及皮下粘连带（沿大肠经，阳溪至偏历间及以肩髃、扶突为中心的皮部区为皮肤捏痛敏感及皮下粘连高发带），深部触诊可触及压痛、结节或条索（曲池、手三里、合谷穴为临床压痛、结节或条索高发点）。

②手少阳型：以颈肩部外侧疼痛、压痛为主。切诊夹脊穴，在三焦夹脊往往可探查到阳性反应点；循三焦经皮部提捏可发现皮肤疼痛敏感带及皮下粘连带（沿三焦经，阳池至外关间、肩髎为中心、天牖至翳风间的皮部区为皮肤捏痛敏感及皮下粘连高发带），深部触诊可触及压痛、结节或条索（中渚、外关、天井、耳和髎为临床压痛、结节或条索高发点）。

③手太阳型：以颈肩部后侧、肩胛区疼痛、压痛为主。切诊夹脊穴，在小肠夹脊往往可探查到阳性反应点；循小肠经皮部提捏可发现皮肤疼痛敏感带及皮下粘连带（沿小肠经，养老至支正、臑俞至天宗、天窗至天容间的皮部区为皮肤捏痛敏感及皮下粘连高发带），深部触诊可触及压痛、结节或条

索（后溪、养老、肩贞、天宗、肩中俞为临床压痛、结节或条索高发点）。

④足太阳型：以颈枕部、颈部后侧疼痛及压痛为主。切诊夹脊穴，在膀胱夹脊往往可探查到阳性反应点；循膀胱经皮部提捏可发现皮肤疼痛敏感带及皮下粘连带（沿膀胱经，玉枕至天柱间、肺俞至督俞间的皮部区为皮肤捏痛敏感及皮下粘连高发带），深部触诊可触及压痛、结节或条索（通天、玉枕、天柱、大杼、风门、肺俞、膈俞、肝俞、脾俞、肾俞、委中、昆仑为临床压痛、结节或条索高发点）。

⑤督脉型：以颈部后侧正中疼痛、压痛为主。督脉触诊可以触及压痛、结节或条索（身柱、陶道、大椎、风府、脑户、后顶、百会、前顶为临床压痛、结节或条索高发点）。

（3）脊柱动态诊查法　患者取坐位，全身放松，嘱患者做颈部屈伸、旋转等活动。医者用手沿脊柱中线或脊旁由上向下仔细体会脊柱间的力传导活动，探寻活动幅度异常（活动的幅度过大或过小）节段。异常活动节段的夹脊穴为疾病相关中枢同源点。

2. 同源点探查　确定疾病归经后进行同源点循经探查。颈椎病的高发同源点如下：

（1）手阳明型　中枢同源点为大肠夹脊。外周高发同源点为循大肠经阳溪至偏历间及以肩髃、扶突为中心的皮部区，曲池、手三里、合谷。大肠经同名经为胃经，高发同源点为胃夹脊、头维、滑肉门、天枢、足三里、丰隆；表里经为肺经，高发同源点为肺夹脊、列缺、鱼际。

（2）手少阳型　中枢同源点为三焦夹脊。外周高发同源点为循三焦经阳池至外关间、天髎至翳风间及以肩髎为中心的皮部区，中渚、外关、天井、耳和髎。三焦经同名经为胆经，高发同源点为胆夹脊、完骨、脑空、风池、肩井、悬钟、丘墟；表里经为心包经，高发同源点为厥阴夹脊、内关。

（3）手太阳型　中枢同源点为小肠夹脊。外周高发同源点为循小肠经养老至支正、臑俞至天宗、天窗至天容间的皮部区，后溪、养老、肩贞、天宗、肩中俞。小肠经同名经为膀胱经，高发同源点为膀胱夹脊、玉枕至天柱间、肺俞至督俞间的皮部区，通天、玉枕、天柱、大杼、风门、肺俞、膈俞、肝俞、脾俞、肾俞、委中、昆仑；表里经为心经，高发同源点为心夹脊、通里、神门。

（4）足太阳型　中枢同源点为膀胱夹脊。外周高发同源点为循膀胱经玉枕至天柱间、肺俞至督俞间的皮部区，通天、玉枕、天柱、大杼、风门、肺俞、膈俞、肝俞、脾俞、肾俞、委中、昆仑。膀胱经同名经为小肠经，高发同源点为小肠夹脊、养老至支正的皮部区、后溪、天宗；表里经为肾经，高发同源点为肾夹脊、太溪、肓俞、商曲。

（5）督脉型　督脉高发同源点为身柱、陶道、大椎、风府、脑户、后顶、百会、前顶。任、督相通，相互关联。任脉高发同源点为关元、气海、下脘、建里、中脘。

3. 辨病性

（1）表里　颈椎病病程较长，一般属里证。兼有表证，可见恶寒或恶风，头痛及颈背肌肉酸痛等症。

（2）寒热　颈椎病寒证多见。阳虚型患者可出现颈项部畏寒冷痛，遇风寒加重，遇热痛减。

（3）虚实　颈椎病一般是虚实夹杂。虚证多为肝肾精亏、气血虚衰、筋骨失养而成；实证多见风、寒、湿入侵，气血瘀滞、痰湿夹杂。

【针刺治疗】

1. 处方　由疾病相关中枢同源点和病变经络上的外周同源点构成。

2. 操作　中枢同源点，一般点刺不留针。各经络外周同源点，根据同源点的位置深浅，采取不同的刺法：位于皮部的采用皮下平刺；位于肌肉、筋骨的，直刺到相应位置。留针30分钟，一周治疗2～3次。

【调护】

改变不良生活习惯，避免长时间低头；急性发作期以休息为主，慢性期配合颈部功能锻炼，增强颈部肌肉的稳定性；选择合适的枕头，保持良好的睡眠体位；避风寒，注意颈部保暖。

【验案举例】

王某，男，52岁。初诊日期：2018年6月20日。

主诉：右侧颈肩部疼痛1月，加重伴右上肢放射性疼痛5天。

现病史：患者1月前无明显诱因出现右侧颈、肩及背部疼痛，休息后可缓解。5天前疼痛加重，呈持续性，可放射至右侧上肢。颈部活动稍受限，无恶心、呕吐、心悸、心慌等症。在外院CT检查提示：$C_{3～4}$、$C_{4～5}$、$C_{5～6}$、$C_{6～7}$椎间盘突出，颈椎退行性改变。在外院保守治疗1月（具体不详），效果不明显，今来就诊。

体征：颈部活动受限，右侧颈、肩胛区广泛压痛，以$C_{4～5}$节段右颈肌群及右侧肩胛骨内上角为甚，手臂自然下垂时疼痛加重，上举时可缓解，右小指感觉减退，右伸肘肌肌力Ⅳ级，桡骨膜反射减弱，右臂丛神经牵拉试验（＋），右椎间孔挤压试验（＋），病理征未引出。

舌淡胖，苔薄白，脉沉。

诊断：颈椎病（神经根型）。

诊经络：患者压痛及皮部捏痛部位为小肠经所过，考虑为小肠经病变，经络探查发现小肠经、膀胱经异常。

同源点探查：中枢同源点小肠夹脊、膀胱夹脊异常。外周同源点小肠经（右侧）后溪、臑俞、天宗压痛；膀胱经（双侧）玉枕、天柱、跗阳、昆仑穴压痛。

治疗：小肠夹脊、膀胱夹脊、玉枕、天柱点刺，其他同源点直刺。留针30分钟，1周治疗3次。

患者诉针灸后右肩背酸痛程度减轻，颈部活动自如，右上肢放射性疼痛减轻。治疗1个月后，患者颈部活动正常，右侧肩背部按压无疼痛感，仅有小指偶感轻微疼痛。继续巩固治疗1个月，症状完全消失。

二、肩关节周围炎

【概述】

肩关节周围炎是肩周肌肉、肌腱、韧带和关节囊等软组织的慢性无菌性炎症，逐渐形成关节内外粘连的一种常见病证，简称"肩周炎"。本病以肩关节疼痛、活动障碍为主要特征，好发年龄为40～70岁，以50岁左右最为常见，故又称"五十肩"。其发病率2%～5%，女性多于男性，非优势侧肩发病率稍高，6%～17%患者双侧肩部发病，时间间隔通常为1～5年。

肩周炎相当于中医学"肩痹"。五旬之人，阳气已衰，筋失温煦、濡养，加之外伤劳损、风寒湿邪袭肩，肩部气血凝滞，阳气不布，经络闭阻，不通而痛，病程缠绵，筋肌粘连，导致肩部活动受限。《中医病证诊断疗效标准》将肩周炎分为风寒湿型、气血瘀滞型、气血亏虚型三种。本病以肺、脾胃、肝肾等脏腑亏虚为本，风寒湿邪侵袭、经络阻滞为标。

【经络诊查】

1. 诊经络

（1）脏腑辨证

①从肺辨证：肺气虚证。肺主皮毛，肺气不足，邪气入侵，客于肌肤腠理而成病。辨证要点：肩关节疼痛绵绵，遇劳加重，神疲乏力，懒言，自汗，易感冒，面色淡白。舌淡，苔薄，脉弱。

②从脾胃辨证：脾胃虚弱证。脾胃虚弱则气血生成不足，外邪乘虚入侵肩周，出现肩关节疼痛；脾失运化，痰湿胶着于肩周，则出现肩关节僵硬，病程缠绵；脾主肌肉，脾虚，肌肉濡养不足，导致肩部肌肉萎缩。辨证要点：肩关节疼痛、僵硬或肌肉萎缩，纳少，腹胀，便溏，倦怠乏力。舌淡苔白，脉缓弱。

③从肝辨证

肝血虚证：人到中年，肝血亏虚，筋肉失濡，加之外伤劳损、风寒湿侵袭肩部，引发肩周炎，出现肩部拘急疼痛、活动不利等症。辨证要点：肩关节拘急疼痛、活动不利，肢体麻木，视物模糊，爪甲失养。舌淡，脉细。

肝郁气滞证：肝失疏泄，气机输布不畅，气血瘀滞，也是肩周炎发病的因素之一。辨证要点：肩关节疼痛，活动受限，胸胁、少腹胀闷疼痛，喜太息。舌淡红，苔薄白，脉弦。

④从肾辨证：主要是肾阳虚证。肾阳不足，外邪入侵，留滞于肩，出现肩关节疼痛。肾阳虚衰，不能温养筋骨，肩部畏寒，伴腰膝酸软。辨证要点：肩关节疼痛，活动受限，遇寒、遇劳加重，腰膝酸软，同时伴有小便清长，夜尿频多。舌淡苔白，脉弱。

（2）经络辨证　从经络循行看，手太阴肺经、手阳明大肠经、手太阳小肠经、手少阳三焦经及足少阳胆经都经过肩部，以手部阳经为主。根据肩部疼痛与压痛部位、关节活动障碍的不同，结合经络诊查确定病变经络。肩周炎病情复杂，往往属多经病变，病变经络的同名经及表里经也要仔细探查。

①手太阴型：肩前部疼痛、压痛，肩关节活动以后伸障碍为主。夹脊穴切诊，在肺夹脊往往可探查到阳性反应点；循肺经皮部提捏可发现皮肤疼痛敏感带及皮下粘连带（沿肺经，云门至天府间及以列缺为中心的皮部区为皮肤捏痛敏感及皮下粘连高发带），深部触诊可触及压痛、结节或条索（中府、云门、天府、尺泽、列缺、鱼际为临床压痛、结节或条索高发点）。

②手阳明型：肩前外侧疼痛、压痛，肩关节活动以后伸障碍为主。夹脊穴切诊，在大肠夹脊往往可探查到阳性反应点；循大肠经皮部提捏可发现皮肤疼痛敏感带及皮下粘连带（沿大肠经，阳溪至偏历间及以肩髃为中心的皮部区为皮肤捏痛敏感及皮下粘连高发带），深部触诊可触及压痛、结节或条索（三间、合谷、手三里、曲池、臂臑、肩髃为临床压痛、结节或条索高发点）。

③手少阳型：肩外侧疼痛、压痛，肩关节活动以外展障碍为主。夹脊穴切诊，在三焦夹脊处往往可探查到阳性反应点；循三焦经皮部提捏可发现皮肤疼痛敏感带及皮下粘连带

（沿三焦经，外关至支沟间及以肩髎为中心的皮部区为皮肤捏痛敏感及皮下粘连高发带），深部触诊可触及压痛、结节或条索（中渚、外关、臑会、肩髎、天髎、耳和髎为临床压痛、结节或条索高发点）。

④手太阳型：肩后侧部及肩胛区疼痛、压痛，肩关节活动以内收障碍为主。夹脊穴切诊，在小肠夹脊往往可探查到阳性反应点；循小肠经皮部提捏可发现皮肤疼痛敏感带及皮下粘连带（沿小肠经，养老至支正间、肩贞至臑俞间及以天宗为中心的皮部区为皮肤捏痛敏感及皮下粘连高发带），深部触诊可触及压痛、结节或条索（后溪、养老、肩贞、臑俞、天宗为临床压痛、结节或条索高发点）。

（3）脊柱动态诊查法　患者取坐位，全身放松，让患者较大幅度地反复运动患侧肩部，医者用手指沿脊柱中线或棘旁由上向下触诊，仔细体会脊柱间的力学传导活动，当脊柱节段出现运动传导不连续（活动的幅度过大或过小）时为异常，此处与疾病关系密切，该节段的夹脊穴为疾病中枢同源点。

2. 同源点探查　确定疾病归经后进行同源点循经探查。肩周炎高发同源点如下：

（1）手太阴型　中枢同源点为肺夹脊。外周高发同源点为循肺经云门至天府间及以列缺为中心的皮部区，中府、云门、天府、尺泽、列缺、鱼际。肺经同名经为脾经，高发同源点为脾夹脊、太白、阴陵泉；表里经为大肠经，高发同源点为大肠夹脊、阳溪至偏历间及以肩髃为中心的皮部区，三间、合谷、手三里、曲池、臂臑、肩髃。

（2）手阳明型　中枢同源点为大肠夹脊。外周高发同源点为循大肠经阳溪至偏历间及以肩髃为中心的皮部区，三间、合谷、手三里、曲池、臂臑、肩髃。大肠经同名经为胃经，高发同源点为胃夹脊、滑肉门、足三里、条口、冲阳、内庭；表里经为肺经，高发同源点为肺夹脊、云门至天府间及以列缺为中心的皮部区，中府、云门、天府、尺泽、列缺、鱼际。

（3）手少阳型　中枢同源点为三焦夹脊。外周高发同源点为循三焦经外关至支沟间及以肩髎为中心的皮部区，中渚、外关、臑会、肩髎、天髎、耳和髎。三焦经同名经为胆经，高发同源点为胆夹脊、悬颅、肩井、阳陵泉、足临泣；表里经为心包经，高发同源点为厥阴夹脊、天泉、曲泽、内关。

（4）手太阳型　中枢同源点为小肠夹脊。外周高发同源点为循小肠经养老至支正间、肩贞至臑俞间及以天宗为中心的皮部区，后溪、养老、肩贞、臑俞、天宗。小肠经同名经为膀胱经，高发同源点为膀胱夹脊、肝俞、脾俞、大肠俞、合阳；表里经为心经，高发同源点为心夹脊、极泉、灵道。

3. 辨病性

（1）表里　肩周炎呈慢性发病，病程较长，一般属里证。

（2）寒热　肩周炎常以风寒为诱因，遇寒加重，遇热痛减，阴雨天疼痛加重，故以寒湿为主。

（3）虚实　肩周炎虚证主要包括肾虚、肝虚、脾虚、气虚、阴虚、阳虚等；实证主要包括风、寒、痰（湿）等邪实证。其中因风致病者，肩臂痛、活动受限，肩背畏风，脉弦；寒实证特点为肩关节疼痛，得热痛减、遇寒加重，舌苔薄白，脉沉缓；痰（湿）证特点为关节酸痛，痛有定处，舌胖，苔厚腻，脉濡滑。

【针刺治疗】

1. 处方　由疾病相关中枢同源点和病变经络上的外周同

源点构成。

2. 操作　中枢同源点一般点刺不留针。各经络外周同源点，根据同源点的位置深浅，采取不同的刺法：位于皮部的采用皮下平刺；位于肌肉、筋骨的，直刺到相应位置。肩周穴位一般点刺，不留针，其他穴位留针 30 分钟。一周治疗 2 ~ 3 次。

【调护】

治疗期间，注意保暖，在疼痛耐受范围内进行功能锻炼，不提倡剧烈、高强度功能锻炼。

【验案举例】

王某，男，61 岁。初诊日期：2019 年 9 月 8 日。

主诉：左肩疼痛伴活动受限半年余，加重 2 月。

现病史：患者半年前无明显诱因出现左肩间断疼痛，伴屈伸、外展、旋转活动受限，近两月症状持续加重，夜间疼痛明显，影响睡眠。肩部受凉及运动后疼痛加重，遇热疼痛可短时缓解。自发病以来患者精神、饮食可，大、小便正常。在外未经特殊治疗，今来就诊。

体征：左肩周广泛压痛，尤以肩髃、肩髎、肩贞穴处为甚，无放射性疼痛，左肩活动受限（前屈 110°，外展 70°，后伸、内旋拇指达裤带上 5cm）。

舌淡，苔白腻，边有齿痕，脉弦。

诊断：左肩周炎。

诊经络：左肩髃、肩髎、肩贞压痛明显，左肩上举、侧举及后伸、内旋活动受限，考虑为大肠经、三焦经、小肠经病变。经络探查发现大肠经、三焦经、小肠经、胃经、胆经异常。

同源点探查：中枢同源点胆夹脊、胃夹脊、三焦夹脊、大肠夹脊、小肠夹脊异常；外周同源点大肠经（左侧）肩髃、曲池、合谷压痛，三焦经肩髎压痛、外关皮部捏痛，小肠经天宗、肩贞、后溪压痛，胃经（右侧）头维压痛、足三里压痛且弹拨有条索，胆经阳陵泉压痛、阳陵泉下方皮下脉络明显。

治疗：中枢同源点点刺，外周同源点外关皮部捏痛区平刺，阳陵泉下方皮下脉络刺络放血，肩周穴位天宗、肩髎、肩髃、肩贞点刺，其他同源点直刺。留针 30 分钟，1 周治疗 3 次。

中枢同源点点刺后患者即感肩痛减轻，针刺结束后患者肩痛基本消失。

第二次复诊，诉首次针刺治疗后，当天肩部基本不痛，第二天肩部依然疼痛，但程度有所缓解。停止阳陵泉下方刺络放血，其余治疗同前。治疗 4 次后患者肩痛明显减轻，夜间能安然入睡。治疗 8 次后，肩痛基本消失，但天气变化以及劳累后肩痛易反复。巩固治疗 4 次，肩痛完全消失。

三、肱骨外上髁炎

【概述】

肱骨外上髁炎，是前臂伸腕肌群起点部反复受到牵拉刺激而引起的一种慢性损伤性疾病，主要表现为肘外侧疼痛，好发于网球运动员、木工、钳工、乒乓球运动员及家庭妇女等腕伸肌劳损的人群。

肱骨外上髁炎属中医学"痹病""筋伤""肘劳"范畴。肝主筋，肘部外伤或反复劳损，耗伤气血，血不荣筋，筋失濡养，"不荣则痛"；脾胃虚弱，气血生化不足，脉络空虚，寒湿聚积于肘，气血运行受阻，"不通则痛"。因此，肱骨外上髁炎以筋肉劳损、气血亏虚为本，外邪入侵为标，与肝、脾、胃功能异常关系密切。

【经络诊查】

1. 诊经络

（1）脏腑辨证

①从肝辨证：肝血虚证。肝血亏虚，血不养筋，会发生筋骨疼痛、无力等症。辨证要点：肘外侧疼痛、无力，视物模糊，爪甲失养。舌淡，脉细。

②从脾胃辨证：脾胃虚弱证。脾胃虚弱则气血生成不足，经络虚损，外邪易于乘虚入侵，聚积于肘，出现肘外侧疼痛；脾主肌肉，脾虚则肌肉濡养不足，致腕伸无力。辨证要点：肘外侧疼痛，腕伸无力，纳少、腹胀、便溏，倦怠乏力。舌淡苔白，脉缓弱。

（2）经络辨证　肱骨外上髁炎疼痛部位在肘外侧，与手阳明大肠经、手少阳三焦经的循行部位相近，因此，大肠经、三焦经与肱骨外上髁炎关系密切。肱骨外上髁炎往往病程较长，其同名经、表里经也要探查。

①手阳明型：肘前外侧疼痛。夹脊穴切诊，大肠夹脊处往往可探查到阳性反应点；循大肠经皮部提捏可发现皮肤疼痛敏感带及皮下粘连带（沿大肠经，阳溪至偏历间，以手三里、肘髎为中心的皮部区为皮肤捏痛敏感及皮下粘连高发带），深部触诊可触及压痛、结节或条索（手三里、曲池、肘髎穴为临床压痛、结节或条索高发点）。

②手少阳型：肘外侧疼痛。夹脊穴切诊，三焦夹脊处往

往可探查到阳性反应点；循三焦经皮部提捏可发现皮肤疼痛敏感带及皮下粘连带（沿三焦经，以外关为中心的皮部区为皮肤捏痛敏感及皮下粘连高发带），深部触诊可触及压痛、结节或条索（外关、支沟、四渎为临床压痛、结节或条索高发点）。

2.同源点探查　确定疾病归经后进行同源点循经探查。肱骨外上髁炎高发同源点如下：

（1）**手阳明型**　中枢同源点为大肠夹脊。外周高发同源点为阳溪至偏历间及以手三里、肘髎为中心的皮部区，手三里、曲池、肘髎。大肠经同名经为胃经，高发同源点为胃夹脊、滑肉门、足三里；表里经为肺经，高发同源点为肺夹脊、尺泽。

（2）**手少阳型**　中枢同源点为三焦夹脊。外周高发同源点为以外关为中心的皮部区，外关、支沟、四渎。三焦经同名经为胆经，高发同源点为胆夹脊、阳陵泉；表里经为心包经，高发同源点为厥阴夹脊、曲泽。

3.辨病性

（1）**表里**　肱骨外上髁炎是正虚为本，外邪袭表，逐渐入里，驻于肘部而发病，病在筋肉，一般属里证。

（2）**寒热**　风寒阻络证表现为肘关节外侧疼痛，遇寒加重，得温痛缓，舌苔薄白，脉弦紧或浮紧；湿热内蕴证（少见）表现为肘关节外侧疼痛，自觉有热感，活动后疼痛可以减轻，伴口渴不欲饮，舌苔黄腻，脉濡数。

（3）**虚实**　肱骨外上髁炎虚证主要包括肝虚、脾虚、气虚、阴虚、阳虚等；实证主要包括风、寒、痰、瘀等邪实证。其中风寒证特点为肘外侧冷痛，得热痛减、遇寒加重，舌苔薄白，脉沉缓；痰（湿）证特点为肘外侧痛、沉重，舌胖，苔白腻，脉滑；血瘀证特点为肘外侧痛，痛有定处，拒按，舌紫暗，脉涩。

【针刺治疗】

1. 处方 由疾病相关中枢同源点和病变经络上的外周同源点构成。

2. 操作 中枢同源点一般点刺不留针；各经络外周同源点，根据同源点的位置深浅，采取不同的刺法：位于皮部的采用皮下平刺；位于肌肉、筋骨的，直刺到相应位置。留针30分钟，一周治疗2～3次。

【调护】

急性期要减少患肢活动，必要时可适当固定，疼痛缓解后及时解除固定并逐渐恢复肘关节功能活动，但要避免使腕伸肌受到过度牵拉的动作。

【验案举例】

周某，女，61岁。初诊日期：2019年6月16日。

主诉：右肘疼痛伴活动受限2周。

现病史：2周前因频繁抱小孩出现右肘酸胀疼痛，并逐渐加重，右手用力抓握、拧毛巾及提物时疼痛加重，无肢端麻木、疼痛等症。

体征：右腕伸肌广泛压痛，以肱骨外上髁腕伸肌起点为明显，腕伸肌紧张试验阳性。

舌淡暗，苔薄白，脉弦细。

诊断：右肱骨外上髁炎。

诊经络：患者疼痛、压痛部位为大肠经所过，考虑为大肠经病变。经络探查发现大肠经、胃经异常。

同源点探查：中枢同源点胃夹脊、大肠夹脊异常；外周同源点大肠经（右侧）肘髎皮部捏痛，手三里、曲池附近压痛，胃经（双侧）滑肉门、足三里压痛。

治疗：中枢同源点点刺，外周同源点肘髎皮部捏痛区平刺，其他同源点直刺。留针 30 分钟，1 周治疗 2 次。

嘱患者近期避免抱小孩、提重物等活动。

第 1 次针刺治疗后右肘疼痛明显缓解，第 2 次治疗后疼痛基本消失，继续巩固治疗 2 次，疼痛完全消失。

四、桡骨茎突狭窄性腱鞘炎

【概述】

桡骨茎突狭窄性腱鞘炎是由于拇指或腕部频繁活动，使拇短伸肌腱和拇长展肌腱在桡骨茎突部腱鞘内反复摩擦，导致该处肌腱与腱鞘产生无菌性炎症。本病的主要表现为桡骨茎突部疼痛，拇指外展及背伸功能受限，疼痛可放射到手指和前臂。手腕部过度劳累可导致本病的发生，如新产妇、照顾婴幼儿的中老年妇女、手工劳动者、文字誊写员等。

桡骨茎突狭窄性腱鞘炎属于中医学"筋痹""伤筋"范畴。《灵枢·终始》曰："手屈而不伸者，其病在筋。"手指屈伸活动不利属于局部经筋的病变。气血不足导致经筋失养是其发病的主要因素。本病的发生与肝、脾、胃等脏腑功能失调相关。

【经络诊查】

1. 诊经络

（1）脏腑辨证

①从肝辨证：肝血虚证。肝血亏虚，血不养筋，出现手

指筋脉拘急、屈伸不利等症。辨证要点：手腕部筋脉拘急，肢体麻木，视物模糊，爪甲失养。舌淡，脉细。

②从脾胃辨证：脾胃虚弱证。脾胃虚弱，气血生成不足，经络亏虚，血少不足以荣养四末，出现腕痛、无力等症。辨证要点：手腕疼痛、屈伸活动无力，纳少、腹胀、便溏，倦怠乏力。舌淡苔白，脉缓弱。

（2）经络辨证　从经络循行看，桡骨茎突部为手阳明大肠经所过，大肠经与桡骨茎突狭窄性腱鞘炎关系密切。大肠经表里经为肺经，同名经为胃经，这两经也要仔细探查。

夹脊穴切诊，在大肠夹脊往往可探查到阳性反应点；循大肠经皮部提捏可发现皮肤疼痛敏感带及皮下粘连带（沿大肠经，阳溪至偏历间的皮部区为皮肤捏痛敏感及皮下粘连高发带），深部触诊可触及压痛、结节或条索（三间、阳溪、手三里、曲池、肘髎为压痛、结节或条索高发点）。

2. 同源点探查　确定疾病归经后进行同源点循经探查。桡骨狭窄性腱鞘炎中枢高发同源点为大肠夹脊；外周高发同源点为循大肠经阳溪至偏历间的皮部区，三间、阳溪、手三里、曲池、肘髎。大肠经表里经为肺经，高发同源点为肺夹脊、列缺；同名经为胃经，高发同源点为胃夹脊、滑肉门、解溪上1寸。

3. 辨病性

（1）表里　由于桡骨茎突狭窄性腱鞘炎病程较长，一般属里证。

（2）寒热　桡骨茎突狭窄性腱鞘炎病变较为局限，很少影响到全身。病程较长者易出现局部怕冷、变天加重等寒湿证。

（3）虚实　虚证主要包括肝虚、脾虚、血虚等；实证主要有风、寒、湿、瘀等邪实证。

【针刺治疗】

1. 处方　由疾病相关中枢同源点和病变经络上的外周同源点构成。

2. 操作　中枢同源点一般点刺不留针。各经络外周同源点，根据位置深浅，针刺不同的深度：位于皮部的采用皮下平刺；位于肌肉、筋骨的，直刺到相应位置。留针30分钟。虚寒之证可用温针灸，实证可刺络放血。一周治疗2～3次。

【调护】

患者要减少腕部活动，避免劳累，尽量避免接触冷水等寒冷刺激。对发作急性期、疼痛严重的患者可采用支具局部制动。

【验案举例】

朱某，女，52岁。初诊日期：2019年8月6日。

主诉：右腕关节疼痛1月余。

现病史：患者1个月前因频繁抱小孩出现右腕桡侧疼痛，活动时疼痛加重，晨起腕关节稍感僵硬，无上肢麻木、乏力等症。自行外敷膏药治疗，疼痛无明显改善，今来就诊。

体征：右侧桡骨茎突部压痛，可触及一硬结，质韧，表面光滑，无放射性疼痛。腕关节活动受限，握拳试验阳性。

舌淡，苔白，脉细。

诊断：右桡骨茎突狭窄性腱鞘炎。

诊经络：患者疼痛部位在右侧桡骨茎突处，为手阳明大肠经所过，考虑为大肠经病变。经络探查发现大肠经、肺经异常。

同源点探查：中枢同源点肺夹脊、大肠夹脊异常。外周同源点大肠经（右侧）阳溪至偏历间皮部明显捏痛，手三里、肱骨外上髁处压痛；肺经（右侧）列缺捏痛。

治疗：肺夹脊、大肠夹脊点刺，阳溪至偏历皮部区、列缺平刺，其他外周同源点直刺。留针30分钟，每周治疗2次。

针刺后，患者右腕疼痛减轻，腕关节活动受限改善，嘱患者用支具固定右腕，减少局部活动。2周后患者右腕关节能自由活动，无明显疼痛。嘱患者短期内减少右腕关节活动，注意保暖。1个月后随访无复发。

五、屈指肌腱腱鞘炎

【概述】

屈指肌腱腱鞘炎，又称屈指肌腱狭窄性腱鞘炎、扳机指或弹响指。其发病部位在掌骨头、颈对应的屈指肌腱纤维鞘起始部，此处由较厚的环形纤维性腱鞘与掌骨头构成相对狭窄的纤维性骨管。屈指肌腱通过此处时受到机械性刺激而使摩擦力加大，加之该部掌骨头隆起，手掌握物时，腱鞘受到硬物与掌骨头两方面的挤压损伤，过度劳损，逐渐形成环形狭窄，屈指肌腱亦变性形成梭形或葫芦形膨大，因而通过困难，引起患指屈伸活动障碍和疼痛。本病临床表现为局部疼痛、压痛及关节活动度受限等，多见于妇女或手工劳动者，好发于拇指，亦有单发于示指、中指，少数患者为多个手指同时发病。

屈指肌腱腱鞘炎属于中医学的"筋痹""伤筋"范畴。气血不足导致经筋失养是其发病的主要因素，与肝、脾、胃脏腑功能失调密切相关。

【经络诊查】

1. 诊经络

（1）脏腑辨证　参照桡骨茎突狭窄性腱鞘炎。

（2）经络诊查　根据发病部位，结合经络循行进行归经诊断。拇指为手太阴肺经之所过，示指为手阳明大肠经之所过，中指为手厥阴心包经之所过，环指为手少阳三焦经之所过，小指为手少阴心经与手太阳小肠经之所过。因此，拇指、示指、中指、环指、小指腱鞘炎分别为肺经、大肠经、心包经、三焦经、心经与小肠经病变。下面以最为常见拇指、示指、中指屈指肌腱腱鞘炎为例进行介绍。

①拇指屈指肌腱腱鞘炎：拇指掌指关节掌侧疼痛，屈伸活动受限，其病变经络为肺经。切诊夹脊穴，在肺夹脊往往可探查到阳性反应点；循肺经皮部提捏可发现皮肤疼痛敏感带及皮下粘连带（沿肺经，列缺至太渊间的皮部区常常可探查到皮肤捏痛敏感带及皮下粘连高发带），深部触诊可触及压痛、结节或条索（尺泽、孔最、鱼际为临床压痛、结节或条索高发点）。

②示指屈指肌腱腱鞘炎：示指掌指关节掌侧疼痛，屈伸活动受限，其病变经络为大肠经。切诊夹脊穴，在大肠夹脊往往可探查到阳性反应点；循大肠经皮部提捏可发现皮肤疼痛敏感带及皮下粘连带（沿大肠经，以合谷为中心及阳溪至偏历间的皮部区为皮肤捏痛敏感及皮下粘连高发带），深部触诊可触及压痛、结节或条索（二间、三间、合谷、手三里、肘髎为临床压痛、结节或条索高发点）。

③中指屈指肌腱腱鞘炎：中指掌指关节掌侧疼痛，屈伸

活动受限，其病变经络为心包经。切诊夹脊穴，在厥阴夹脊往往可探查到阳性反应点；循心包经皮部提捏可发现皮肤疼痛敏感带及皮下粘连带（沿心包经，内关至大陵间的皮部区为皮肤捏痛敏感及皮下粘连高发带），深部触诊可触及压痛、结节或条索（曲泽、内关、大陵、劳宫为临床压痛、结节或条索高发点）。

2. 同源点探查　确定疾病归经后进行同源点循经探查。屈指肌腱腱鞘炎的高发同源点如下：

（1）**拇指屈指肌腱腱鞘炎**　中枢同源点为肺夹脊。外周高发同源点为循肺经列缺至太渊间的皮部区，尺泽、孔最、鱼际。肺经同名经为脾经，其高发同源点为脾夹脊、大都、太白、阴陵泉；表里经为大肠经，高发同源点为大肠夹脊，以合谷为中心及阳溪至偏历间的皮部区，二间、三间、合谷、手三里、肘髎。

（2）**示指屈指肌腱腱鞘炎**　中枢同源点为大肠夹脊。外周高发同源点为大肠经以合谷为中心及循阳溪至偏历间的皮部区，二间、三间、合谷、手三里、肘髎。大肠经同名经为胃经，高发同源点为胃夹脊、内庭、冲阳；表里经为肺经，高发同源点为肺夹脊、列缺至太渊间的皮部区、尺泽、孔最、鱼际。

（3）**中指屈指肌腱腱鞘炎**　中枢同源点为心包夹脊。外周高发同源点为循心包经内关至大陵间的皮部区，曲泽、内关、大陵、劳宫。心包经同名经为肝经，高发同源点为肝夹脊、太冲；表里经为三焦经，高发同源点为三焦夹脊、阳池至外关间皮部、中渚、外关、支沟。

3. 辨病性　参照桡骨茎突狭窄性腱鞘炎。

【针刺治疗】

1. 处方　由疾病相关中枢同源点和病变经络上的外周同源点构成。

2. 针刺操作　中枢同源点一般点刺不留针。各经络外周同源点，根据位置深浅，针刺不同的深度：位于皮部的采用皮下平刺；位于肌肉、筋骨的，直刺到相应位置。留针30分钟。虚寒之证可用温针灸，实证可刺络放血。一周治疗2～3次。

【调护】

参照桡骨茎突狭窄性腱鞘炎。

【验案举例】

从某，男，37岁。初诊日期：2019年6月23日。

主诉：右手示指疼痛伴活动受限2月，加重1周。

现病史：患者2个月前因长时间握持鱼竿致右手示指疼痛，屈伸活动严重受限，晨起示指关节僵硬。未经治疗，在家休息后疼痛稍减轻，活动仍受限。1周前因再次钓鱼致示指疼痛加重，活动时伴有明显弹响声，今来就诊。

体征：右手示指掌指关节掌侧按压痛，可触及一圆形硬结，屈伸活动时可触及弹响。无指端感觉障碍。

舌红，苔白腻，脉沉细。

诊断：右示指屈指肌腱腱鞘炎。

诊经络：患者疼痛部位在示指掌面掌指关节处，与手阳明大肠经邻近，考虑为大肠经异常。经络探查发现大肠经、肺经、胃经异常。

同源点探查：中枢同源点肺夹脊、胃夹脊、大肠夹脊异常。外周同源点大肠经（右侧）阳溪至偏历皮部区明显捏痛，合谷、手三里、肘髎压痛；肺经（右侧）列缺压痛；胃经（左侧）内庭压痛。

治疗：肺夹脊、胃夹脊、大肠夹脊点刺，阳溪至偏历皮部区平刺，其余外周同源点直刺。留针30分钟，每周治疗3次。

针刺后，患者右手示指疼痛减轻，但活动仍有弹响，嘱患者固定右手示指，减少局部活动。2周后患者示指疼痛基本缓解，偶有弹响。继续针刺1个月后，患者示指活动无弹响声，偶有酸胀不适感。巩固治疗2周，患者症状完全消失。

六、腰椎间盘突出症

【概述】

腰椎间盘突出症系因腰椎间盘发生退行性变，纤维环破裂、髓核突出，刺激或压迫神经根，以腰痛及下肢神经放射痛等症状为特征的腰腿痛疾患，是临床最常见的腰腿痛原因之一。本病好发于20～40岁青壮年，男性多于女性。多数患者因腰扭伤或劳累而发病，少数可无明显外伤史。下腰部是全身应力的中点，负重及活动度大，损伤概率高，是腰椎间盘突出的好发部位。其中以$L_{4\sim5}$椎间盘突出症发病率最高，$L_5\sim S_1$次之，再次为$L_{3\sim4}$椎间盘突出症，$L_{1\sim2}$及$L_{2\sim3}$椎间盘突出症较少。

腰椎间盘突出症属中医学"腰痛""腰腿痛"范畴。本病常因腰部外伤或受凉而诱发，其内因多责之于肝肾不足、脾胃虚弱。肝主筋，肝的功能正常则气机调达、血脉和畅、经筋强劲，束骨利节；脾主肌肉，脾胃功能正常则气血生化有源，腰部肌肉有力、活动自如；肾贯脊、生髓，主腰脚，肾气充足则骨体发育壮实，关节支撑有力。若肝肾、脾胃功能失常，筋骨失养，纤维环退变，当腰部外伤或受凉、腰肌痉挛时，出现纤维环破裂，髓核突出而发病。

【经络诊查】

1. 诊经络

（1）脏腑辨证

①从肝辨证

肝血虚证：肝主筋，若肝血亏虚，血不养筋，则出现筋骨疼痛、麻木、无力等症。辨证要点：腰腿疼痛，屈伸不利，下肢麻木、无力，视物模糊，爪甲失养。舌淡，脉细。

肝郁气滞证：肝失疏泄，气机运行不畅，气血瘀滞，也与腰椎间盘突出症关系密切。辨证要点：腰痛，活动受限，胸胁、少腹或腹股沟胀闷疼痛，喜太息，下肢外侧疼痛、麻木。舌淡红，苔薄白，脉弦。

②从肾辨证

肾阳虚证：肾阳不足，不能温养筋骨，则腰腿疼痛，畏寒肢冷。辨证要点：腰腿疼痛，活动受限，遇寒、遇劳加重，喜温喜按，小便清长，夜尿频多。舌淡苔白，脉弱。

肾阴虚证：肾阴亏虚，筋骨失养，引发腰腿痛。辨证要点：腰腿疼痛，酸软无力，不耐久立久行，头晕、耳鸣，潮热、盗汗，五心烦热。舌红少津，脉细数。

③从脾胃辨证：脾胃气虚证。脾胃虚弱，气血生成不足，经络空虚，风寒湿等外邪易于入侵，导致腰腿疼痛；脾失健运，津液输布障碍，痰浊内生，流注经络骨节，导致腰腿疼痛，病程缠绵；脾胃虚弱，肌失濡养，日久肌肉萎缩。辨证

要点：腰部及大腿前侧疼痛不适，下肢肌肉萎缩，纳少、腹胀、便溏，倦怠乏力。舌淡苔白，脉缓弱。

（2）经络诊查　腰椎间盘突出症为腰及下肢疼痛，放射痛多在下肢后侧、小腿外侧、大腿前侧等区域。从经络循行看，上述疼痛部位分别与足太阳膀胱经、足少阳胆经、足阳明胃经及督脉的循行部位相近。因此，腰椎间盘突出症与这些经络关系密切，经络诊查就以这几种类型为例介绍；腰椎间盘突出症病程较长，经络相互传变，病变经络的同名经及表里经也要仔细探查。

①足太阳型：腰腿疼痛，疼痛、放射痛区域主要在下肢后侧。夹脊穴切诊，膀胱夹脊处往往可探查到阳性反应点；循膀胱经皮部提捏可发现皮肤疼痛敏感带及皮下粘连带（沿膀胱经，玉枕至天柱及以承山为中心的皮部区为皮肤捏痛敏感及皮下粘连高发带），深部触诊可触及压痛、结节或条索（通天、天柱、肝俞、胃俞、肾俞、大肠俞、膀胱俞、上髎、次髎、秩边、承扶、殷门、委中、承山、昆仑、京骨、至阴为临床压痛高发点）；委中附近皮肤往往可见异常络脉。

②足少阳型：腰腿疼痛，疼痛、麻木区域多在小腿外侧。夹脊穴切诊，胆夹脊处往往可探查到阳性反应点；循胆经皮部提捏可发现皮肤疼痛敏感带及皮下粘连带（沿胆经，以风市为中心及阳陵泉至阳陵泉下 1.5 寸皮部区为皮肤捏痛敏感及皮下粘连高发带），深部触诊可触及压痛、条索（天冲、巨髎、环跳、风市、阳陵泉、悬钟、丘墟、足临泣为临床压痛高发点，环跳为临床条索高发点）；小腿外侧阳陵泉附近皮肤往往可见异常络脉。

③足阳明型：腰腿疼痛，腹股沟或大腿前侧不适。夹脊穴切诊，胃夹脊处往往可探查到阳性反应点；循胃经皮部提

捏可发现皮肤疼痛敏感带及皮下粘连带（沿胃经，大腿前侧，髀关至伏兔间及以足三里为中心的皮部区为捏痛敏感及皮下粘连高发带），深部触诊可触及压痛（外陵、大巨、梁丘、犊鼻、足三里、条口为临床压痛高发点）。

④督脉型：腰部正中疼痛、压痛。督脉触诊可以触及压痛、结节或条索（腰阳关、命门、悬枢、后顶、百会、印堂为临床压痛、结节或条索高发点）。

2. 同源点探查　确定疾病归经后进行同源点循经探查。腰椎间盘突出症高发同源点如下：

（1）足太阳型　中枢同源点为膀胱夹脊。外周高发同源点为玉枕至天柱及以承山为中心的皮部区，通天、天柱、肝俞、胃俞、肾俞、大肠俞、膀胱俞、上髎、次髎、秩边、承扶、殷门、委中、承山、昆仑、京骨、至阴。膀胱经同名经为小肠经，小肠夹脊、后溪、养老；表里经为肾经，高发同源点为肾夹脊、涌泉、太溪、照海、四满、中注。

（2）足少阳型　中枢同源点为胆夹脊。外周高发同源点为以风市为中心的皮部区、阳陵泉至阳陵泉下 1.5 寸皮部区，天冲、巨髎、环跳、风市、阳陵泉、悬钟、丘墟、足临泣。胆经同名经为三焦经，高发同源点为三焦夹脊、中渚、支沟、四渎；表里经为肝经，高发同源点为肝夹脊、太冲、中都。

（3）足阳明型　中枢同源点为胃夹脊。外周高发同源点为髀关至伏兔间及以足三里为中心的皮部区，外陵、大巨、梁丘、犊鼻、足三里、条口。胃经同名经为大肠经，高发同源点为大肠夹脊、手三里；表里经为脾经，高发同源点为脾夹脊、公孙、三阴交、阴陵泉、血海、腹结。

（4）督脉型　督脉高发同源点为腰阳关、命门、悬枢、后顶、印堂。任、督相通，两经常相互影响。任脉高发同源点为关元、气海、神阙、下脘、中脘。

3. 辨病性

（1）**表里** 腰椎间盘突出症病程较长，一般属里证。

（2）**寒热** 腰椎间盘突出症外因多是风寒湿邪侵袭，以寒湿为主。寒湿者腰腿疼痛，遇寒加重，遇热痛减，阴雨天疼痛加重，苔白滑润，脉紧或濡。湿热型腰椎间盘突出症较少见，其诊断要点为腰部热痛，遇热或雨天疼痛加重，小便短赤，舌苔黄腻，脉滑数。

（3）**虚实** 腰椎间盘突出症虚证主要包括肾虚、肝虚、脾虚、气虚、阴虚、阳虚等；实证主要包括风、寒、痰、瘀等邪实证。其中因风致病者腰腿疼痛，活动受限，腰腿怕风，脉弦；寒实证特点为腰腿疼痛，得热痛减、遇寒加重，舌苔薄白，脉沉缓；痰（湿）证特点为腰部疼痛，沉重、无力，舌胖，苔白腻，脉滑；气滞证特点为腰痛连腹，胁胀满，或痛处走注不定，夜间腰痛加重，活动后疼痛减轻，舌质紫暗，脉弦或涩；血瘀证特点为腰腿疼痛，痛有定处，日轻夜重，舌紫暗，脉涩。

【针刺治疗】

1. 处方 针刺处方由疾病相关中枢同源点和病变经络上的外周同源点构成。

2. 操作 中枢同源点直刺或斜刺。各经络外周同源点，根据同源点的位置深浅，采取不同的刺法：位于皮部的采用皮下平刺；位于肌肉、筋骨的，直刺到相应位置。留针30分钟。一周治疗2～3次。

【调护】

急性期应卧床休息2周；疼痛减轻后，逐渐进行腰背肌功能锻炼，患者日常活动以不加重疼痛为原则；注意保暖。

【验案举例】

邹某，男，42岁。初诊日期：2018年11月18日。

主诉：腰痛伴左下肢疼痛、麻木3天。

现病史：患者诉3天前搬重物时，因腰部突然用力，当即出现腰部剧烈疼痛，活动受限，伴左下肢疼痛、麻木。卧床休息疼痛无缓解，弯腰、翻身疼痛加重，活动受限，不能行走。饮食可，大小便正常。外院MRI检查提示$L_{4\sim5}$，$L_5\sim S_1$椎间盘突出，未经治疗来我处求治。

体征：左侧腰肌紧张，广泛压痛，$L_{4\sim5}$左脊旁压痛并向左下肢放射，左臀部坐骨神经出口及大腿根部、腘窝部坐骨神经敏感点压痛，屈颈试验阳性，左直腿抬高试验阳性（约40°）、加强试验阳性。

舌暗红，苔薄，脉弦。

诊断：腰椎间盘突出症。

诊经络：患者疼痛区域主要在膀胱经、胆经循行部，考虑为膀胱经、胆经病变。经络探查发现膀胱经、胆经、肾经异常。

同源点探查：中枢同源点胆夹脊、肾夹脊、膀胱夹脊异常；外周同源点胆经（左侧）环跳、风市、阳陵泉压痛，阳陵泉下1寸皮部捏痛，肾经（左侧）太溪、中注压痛，膀胱经（双侧）委中、承山、昆仑压痛。

针刺治疗：中枢同源点点刺，外周同源点阳陵泉下皮部捏痛区平刺，其他同源点直刺。留针30分钟。一周治疗2次。

中药治疗：当归15g，苏木10g，泽兰10g，狗脊15g，杜仲15g，丹参20g，白芍20g，甘草10g，怀牛膝15g，鸡血藤 20g，首乌藤 20g，木瓜 15g。7 剂，水煎服。

嘱患者卧床休息。

一周后患者诉腰痛减轻，查体直腿抬高试验可达到 60°。继续以上治疗，两周后患者诉腰痛继续减轻。针刺治疗同前，停用药物治疗。治疗 3 周患者腰痛基本消失，但久坐及上下楼梯时感觉腰部及左下肢不适。继续巩固治疗 1 个月，症状完全消失。

七、膝骨关节炎

【概述】

膝骨关节炎是一种以关节软骨的变性、破坏和继发的骨质增生为特征的膝关节退行性病变。临床表现为膝关节疼痛、肿胀、功能障碍及症状的进行性加重，好发于中老年人。本病按照病因分为原发性和继发性，以下主要论述原发性膝骨关节炎。

本病属中医学"痹病""骨痹"范畴。《素问·五脏生成》认为"诸筋者皆属于节"，《灵枢·经脉》有"骨为干，脉为营，筋为刚，肉为墙"，说明筋、肉、骨相互为用，维持正常的关节功能活动；肝主筋、肾主骨、脾主肉。因此，基本病机是肝、脾、肾脏腑亏损，风、寒、湿等外邪入侵，凝滞留驻于关节，经脉不通为病。

【经络诊查】

1. 诊经络

（1）脏腑辨证

①从肝辨证

肝血虚证：肝主筋，如果肝血不足、肝阴亏虚，则筋骨失养，筋不能束骨，外邪乘虚而入出现膝关节拘急疼痛、屈伸不利；"人卧则血归于肝"，肝血虚患者，晨起肝血不足，筋脉失养，出现关节僵，屈伸不利。辨证要点：膝关节拘急疼痛、晨僵、屈伸不利，肢体麻木，视物模糊，爪甲失养。舌淡，脉细。

肝郁气滞证：肝郁则疏泄功能失常，气机运行不畅，气血瘀滞，筋骨失养，出现关节疼痛、活动受限等症。辨证要点：膝关节疼痛、屈伸不利，胸胁、少腹胀痛，喜太息。舌淡红，苔薄白，脉弦。

②从脾胃辨证：脾胃虚弱证。脾胃虚弱则气血生化无源，外邪乘虚而入，出现膝关节疼痛；脾失运化，水液停滞关节，出现关节肿痛；脾虚肌肉濡养不足，则肌肉萎缩、无力。辨证要点：膝关节疼痛、肿胀、僵硬或肌肉萎缩、无力，纳少，腹胀，便溏，倦怠乏力。舌淡苔白，脉缓弱。

③从肾辨证：肾藏精，主骨生髓。肾精亏虚证、肾阴虚证、肾阳虚证都与本病关系密切，其中以肾阳虚证最为常见。

肾阳虚证：肾阳虚衰，不能温养筋骨，则出现膝关节畏寒，疼痛。辨证要点：膝关节隐痛，遇寒、遇劳加重，腰酸腿软，夜尿频多。舌淡苔白，脉弱。

（2）经络辨证 临床膝骨关节炎疼痛以内、外、前侧为多见，膝关节后侧痛较为少见。从经络循行线路看：膝关节内侧为足厥阴肝经、足太阴脾经所过，膝关节外侧是足少阳胆经所过，膝关节前侧为足阳明胃经所过，膝关节后侧为足太阳膀胱经、足少阴肾经所过。根据膝关节疼痛、压痛部位的不同，结合经络诊查诊断病变经络。膝骨关节炎最常见的类型是足厥阴型、足太阴型、足少阳型、足阳明型、足太阳型及足少阴型。膝骨关节炎病程较长，病变常相互传变，疾病相关经络的同名经及表里经也要仔细探查。

①足厥阴型：以膝内侧疼痛、压痛为主。夹脊穴切诊，肝夹脊处往往可探查到阳性反应点；循肝经皮部提捏可发现皮肤疼痛敏感带及皮下粘连带（沿肝经，以阴包为中心的皮部区为皮肤捏痛敏感及皮下粘连高发带），深部触诊可触及压痛、结节或条索（太冲、膝关、曲泉、阴包为临床压痛、结节或条索高发点）。

②足太阴型：以膝前内侧疼痛、压痛为主。夹脊穴切诊，脾夹脊处往往可探查到阳性反应点；循脾经皮部提捏可发现皮肤疼痛敏感带及皮下粘连带（沿脾经，血海为中心的皮部区为皮肤捏痛敏感及皮下粘连高发带），深部触诊可触及压痛、结节或条索（阴陵泉、血海为临床压痛、结节或条索高发点）。

③足少阳型：以膝关节外侧疼痛、压痛为主。夹脊穴切诊，胆夹脊处往往可探查到阳性反应点；循胆经皮部提捏可发现皮肤疼痛敏感带及皮下粘连带（沿胆经，中渎至膝阳关间、阳陵泉下 1～2 寸间的皮部区为皮肤捏痛敏感及皮下粘连高发带），深部触诊可触及压痛、结节或条索（环跳、膝阳关、阳陵泉为临床压痛、结节或条索高发点，外侧副韧带起止点为临床压痛高发点）。

④足阳明型：以膝关节前侧疼痛、压痛为主。夹脊穴切诊，胃夹脊处往往可探查到阳性反应点；循胃经皮部提捏可发现皮肤疼痛敏感带及皮下粘连带（沿胃经，以梁丘为中心及足三里至足三里下 1.5 寸间的皮部区为皮肤捏痛敏感及皮下粘连高发带），深部触诊可触及压痛、结节或条索（外陵、梁丘、犊鼻、足三里为临床压痛、结节或条索高发点）。

⑤足太阳型：以膝关节后侧疼痛、压痛为主。夹脊穴切

诊，在膀胱夹脊处往往可探查到阳性反应点；循膀胱经皮部提捏可发现皮肤疼痛敏感带及皮下粘连带（沿膀胱经，殷门至浮郄间及以承山为中心的皮部区为皮肤捏痛敏感及皮下粘连高发带），深部触诊可触及压痛、结节或条索（风门、膈俞、肝俞、胆俞、脾俞、肾俞、委中、委阳、合阳、承山为临床压痛、结节或条索高发点）。

⑥足少阴型：以膝关节后侧疼痛、压痛为主。夹脊穴切诊，在肾夹脊处往往可探查到阳性反应点；循肾经皮部提捏可发现皮肤疼痛敏感带及皮下粘连带（沿肾经，以阴谷为中心的皮部区为皮肤捏痛敏感及皮下粘连高发带），深部触诊可触及压痛、结节或条索（太溪、阴谷、四满、中注为临床压痛、结节或条索高发点）。

2. 同源点探查　确定疾病归经后进行同源点循经探查。膝骨关节炎高发同源点如下：

（1）足厥阴型　中枢同源点为肝夹脊。外周高发同源点为以阴包为中心的皮部区，太冲、膝关、曲泉、阴包。肝经同名经为心包经，高发同源点为厥阴夹脊、曲泽；表里经为胆经，高发同源点为胆夹脊、中渎至膝阳关间、阳陵泉下1～2寸间的皮部区，环跳、膝阳关、阳陵泉。

（2）足太阴型　中枢同源点为脾夹脊。外周高发同源点为以血海为中心的皮部区，阴陵泉、血海。脾经同名经为肺经，高发同源点为肺夹脊、尺泽；表里经为胃经，高发同源点为胃夹脊、以梁丘为中心及足三里至足三里下1.5寸间的皮部区，外陵、梁丘、犊鼻、足三里。

（3）足少阳型　中枢同源点为胆夹脊。外周高发同源点为中渎至膝阳关间、阳陵泉下1～2寸间的皮部区，环跳、膝阳关、阳陵泉。胆经同名经为三焦经，高发同源点为三焦夹脊、天井；表里经为肝经，高发同源点为肝夹脊、以阴包为中心的皮部区，太冲、膝关、曲泉、阴包。

（4）足阳明型　中枢同源点为胃夹脊。外周高发同源点为以梁丘为中心及足三里至足三里下 1.5 寸间的皮部区，外陵、梁丘、犊鼻、足三里。胃经同名经为大肠经，高发同源点为大肠夹脊、曲池；表里经为脾经，高发同源点为以脾夹脊、血海为中心的皮部区、阴陵泉、血海。

（5）足太阳型　中枢同源点为膀胱夹脊。外周高发同源点为殷门至浮郄间及以承山为中心的皮部区，风门、膈俞、肝俞、胆俞、脾俞、肾俞、委中、委阳、合阳、承山。膀胱经同名经为小肠经，高发同源点为小肠夹脊、小海；表里经为肾经，高发同源点为肾夹脊、以阴谷为中心的皮部区、太溪、阴谷、四满、中注。

（6）足少阴型　中枢同源点为肾夹脊。外周高发同源点为以阴谷为中心的皮部区、太溪、阴谷、四满、中注。肾经同名经为心经，高发同源点为心夹脊、少海；表里经为膀胱经，高发同源点为膀胱夹脊、殷门至浮郄间及以承山为中心的皮部区，风门、膈俞、肝俞、胆俞、脾俞、肾俞、委中、委阳、合阳、承山。

3. 辨病性

（1）表里　关节炎发病过程较长，出现关节疼痛等症时，已属里证。

（2）寒热　风寒湿邪侵袭，从寒化者为寒湿，从热化者为湿热，一般以寒湿为多。寒湿者膝部发凉，喜热，畏风寒，阴雨天疼痛加重，苔白滑润，脉紧或濡；湿热者膝部红肿、热痛，舌苔黄腻，脉滑数。

（3）虚实　膝骨关节炎虚证主要包括肾虚、肝虚、脾虚、气虚、阴虚、阳虚等；实证主要包括瘀、寒、痰（湿）等邪实证。其中，血瘀证特点为关节刺痛，痛有定处，舌质紫暗，苔白，脉弦涩；寒实证特点为得热痛减、遇寒加重，舌苔薄白，脉沉缓；痰（湿）证特点为关节酸痛，或有肿胀，痛有定处，舌胖，苔厚腻，脉濡滑。

【针刺治疗】

1. 针刺处方 由疾病相关中枢同源点和病变经络上的外周同源点构成。

2. 针刺操作 中枢同源点一般点刺不留针。各经络外周同源点，根据位置深浅，针刺不同的深度，位于皮部的采用皮下平刺，位于肌肉、筋骨的，直刺到相应位置。留针30分钟。虚寒之证可用温针灸，实证可刺络放血。一周治疗2～3次。

【调护】

适当进行下肢肌肉锻炼，增强膝关节稳定性。避免膝关节高强度运动损伤，尤其是下蹲、爬山等膝关节负重运动。

【验案举例】

王某，男，56岁。初诊日期：2019年8月4日。

主诉：右膝关节疼痛、活动受限2个月。

现病史：诉2个月前无明显诱因出现上下楼梯时感右膝关节乏力、疼痛，诉膝前髌骨周围疼痛明显，无行走不稳、间歇性跛行、弹响及肢体麻木等症。

X线片提示：右膝关节退行性变。

体征：右膝关节髌上压痛，髌骨研磨试验阳性，膝关节内外侧无明显压痛，侧方应力试验（－）、麦氏征试验（－）、抽屉试验（－）、浮髌试验（－）。

舌质淡暗，苔薄白，脉沉细。

诊断：右膝骨关节炎。

诊经络：患者疼痛部位在膝关节前侧，为胃经所过之处，考虑为胃经病变，经络探查胃经、脾经、大肠经异常。

同源点探查：中枢同源点脾夹脊、胃夹脊、大肠夹脊异常。外周同源点胃经（右侧）足三里、梁丘、头维压痛；脾经（右侧）血海、阴陵泉处按压痛；大肠经（双侧）手三里和曲池处按压痛。

治疗：脾夹脊、胃夹脊、大肠夹脊点刺，头维平刺，其他同源点直刺。留针30分钟，一周治疗2次。

二诊时患者诉针灸后当天疼痛消失，乏力减轻，可以上下楼，第二天仍有疼痛，但疼痛程度明显减轻。按上次方案继续针刺治疗4次，患者症状完全消失。

第二节　内科疾病

一、感冒

【概述】

感冒，是感受风邪，邪犯卫表而导致的常见外感疾病，以鼻塞、流涕、喷嚏、咳嗽、恶寒、发热、头身疼痛等为主要临床表现。感冒四季均可发生，以冬、春季多见。感冒病因为外感六淫、时疫。外感为病，风为先导，风邪每与当令之气相合伤人。本病病位主要在肺卫。西医学的普通感冒、流行性感冒及其他上呼吸道感染可参照本病治疗。

【经络诊查】

1.诊经络

（1）*脏腑辨证*　从肺辨证为主。

风寒犯肺证：风寒束表，卫阳被遏，腠理闭塞，出现微恶风寒，发热，头身痛等症状。辨证要点：恶寒重、发热轻，无汗，头痛，鼻塞、流清涕、喉痒，咳嗽、咳痰色白清稀。舌苔薄白，脉浮或浮紧。

风热犯肺证：风热袭肺，肺卫受病，卫气抗邪，阳浮于表及热伤津液，表现为发热、头痛或咽喉肿痛、鼻塞流浊涕等。辨证要点：身热较重，微恶风，头痛或咽喉肿痛，咳嗽，痰少色黄，口微渴。舌尖红，苔薄黄，脉浮数。

暑湿伤表证：暑湿伤表，湿热伤中，卫表不和，肺气不宣，出现身热恶风、头昏身痛、胸闷脘痞等症状。辨证要点：身热恶风、汗少，头昏身痛，咳黏痰、流浊涕，口渴心烦，或口黏，渴不欲饮，胸闷脘痞，恶心，大便溏泄。舌苔薄黄，脉濡数。

（2）*经络辨证*　感冒的病变部位主要在肺卫，肺经表里经为大肠经，同名经为脾经，肺与膀胱同主表，督脉主一身之阳，结合临床实践，认为感冒与肺经、膀胱经、督脉、大肠经密切相关。另外，暑湿伤表证也要探查脾经、胃经是否异常。

①手太阴型：夹脊穴切诊，肺夹脊处往往可探查到阳性反应点；循肺经皮部提捏可发现皮肤疼痛敏感带（沿肺经，列缺至孔最穴间皮部区为皮肤捏痛敏感高发带），触诊可触及压痛（少商、鱼际、列缺、尺泽为临床压痛高发点）。

②足太阳型：夹脊穴切诊，膀胱夹脊处往往可探查到阳

性反应点；循膀胱经皮部提捏可发现皮肤疼痛敏感带（沿膀胱经，以天柱为中心的皮部区为皮肤捏痛敏感高发带），触诊可触及压痛（攒竹、大杼、风门、肺俞、昆仑、申脉为临床压痛高发点）。

③督脉型：督脉切诊，在身柱、陶道、大椎、风府往往有压痛，上述穴位处刮痧，往往有痧点出现。

④手阳明型：夹脊穴切诊，大肠夹脊处往往可探查到阳性反应点；循大肠经皮部提捏可发现皮肤疼痛敏感带（沿大肠经，阳溪上 0.5～1 寸间皮部区为皮肤捏痛敏感高发带），触诊可触及压痛（合谷、曲池、迎香为临床压痛高发点）。

2. 同源点探查 确定疾病归经后进行同源点循经探查。

（1）手太阴型 中枢同源点为肺夹脊。外周高发同源点为列缺至孔最穴间皮部区、少商、鱼际、列缺、尺泽。肺经同名经为脾经，高发同源点为脾夹脊、大都；表里经为大肠经，高发同源点为大肠夹脊、合谷、曲池、迎香。

（2）足太阳型 中枢同源点为膀胱夹脊。外周高发同源点为以天柱为中心的皮部区、攒竹、大杼、风门、肺俞、昆仑、申脉。膀胱经同名经为小肠经，高发同源点为小肠夹脊、后溪、天宗；表里经为肾经，高发同源点为肾夹脊、复溜。

（3）督脉型 身柱、陶道、大椎、风府。

（4）手阳明型 中枢同源点为大肠夹脊。外周高发同源点为阳溪上 0.5～1 寸间皮部区、合谷、曲池、迎香。大肠经同名经为胃经，高发同源点为胃夹脊、头维、足三里；表里经为肺经，高发同源点为肺夹脊、少商、列缺。

3. 辨病性

（1）表里 感冒系外感风邪，客于肺卫，一般属表证。

（2）寒热 感受风寒而发病者为风寒感冒；感受风热而

发病者为风热感冒。

（3）虚实　感冒为外感风、寒、热或疫毒等邪气而发病，多属实证。体虚之人，卫外不固，感受外邪，病势缠绵，或反复不已，可有正虚与邪实并见。

【针刺治疗】

1. 处方　由疾病相关中枢同源点和病变经络上的外周同源点构成。

2. 操作　中枢同源点一般点刺不留针。各经络外周同源点，根据同源点的位置深浅，采取不同的刺法，位于皮部的采用皮下平刺，位于肌肉、筋骨的，直刺到相应位置。留针15～30分钟。每天治疗1次，连续3～5天。

【调护】

避风寒、注意保暖。忌食油腻、辛辣、燥热之品。多吃新鲜蔬菜、水果，多饮水。

【验案举例】

谢某，女，26岁。初诊时间：2019年2月19日。

主诉：头痛、鼻塞流涕2天。

现病史：患者于2天前因受凉致头痛，鼻塞，流清涕，微恶风寒，无发热。饮食、大小便正常。

舌淡红，苔薄白，脉浮紧。

诊断：上呼吸道感染（感冒）。

诊经络：患者头疼，鼻塞，流清涕，微恶风寒为风寒感冒症状，考虑肺、膀胱经病变。经络探查发现肺经、膀胱经、督脉异常。

同源点探查：中枢同源点肺夹脊、膀胱夹脊异常；外周同源点肺经列缺皮部捏痛、鱼际压痛，膀胱经攒竹、昆仑压痛，督脉风府、大椎压痛。

治疗：中枢同源点点刺，外周同源点风府、大椎艾灸，列缺皮部捏痛区、攒竹平刺，其他同源点直刺。留针15分钟，每天治疗1次。

针灸过程中患者感觉头痛、鼻塞消失。治疗2次症状基本消失。

二、外感咳嗽

【概述】

咳嗽是因邪客肺系，肺失肃降，肺气上逆所致，以咳嗽、咳痰为主要症状的病证。见于西医学的上呼吸道感染、急慢性支气管炎等以咳嗽为主要症状的疾病。根据发病原因，可分为外感咳嗽和内伤咳嗽两大类。外感咳嗽是由于肺卫不固，外邪犯肺，致肺气壅遏不畅出现咳嗽。内伤咳嗽，则为脏腑功能失调所致：如肺阴亏损，失于清润；或脾虚失运，聚湿生痰，上渍于肺，肺气不宣；或肝气郁结，气郁化火，火盛灼肺，阻碍清肃；肾虚而摄纳无权，肺气上逆。咳嗽虽分内因、外因，但可互相影响为病，外邪迁延日久，可转为内伤咳嗽；肺虚卫外不固，则易受外邪引发咳嗽。下文讨论外感咳嗽，其病位在肺。

【经络诊查】

1.诊经络

（1）脏腑辨证　主要从肺辨证。

风寒袭肺证：风寒袭肺，肺气失宣，发为咳嗽。辨证要点：咳嗽声重，咳痰色白清稀，发热，微恶风寒，无汗，鼻塞、流清涕，头身痛。舌苔薄白，脉浮紧。

风热袭肺证：风热犯肺，热蒸液聚为痰，肺失清肃，发为咳嗽。辨证要点：咳嗽，痰黄稠，不易咳出，或痰少色黄，头痛，咽喉肿痛，鼻流黄涕，口渴，身热，微恶风。舌苔薄黄，脉浮数。

风燥袭肺证：风燥犯肺，燥邪灼津生痰，肺失润降，发为咳嗽。辨证要点：干咳，咽喉干痛，鼻咽干燥，无痰或痰少而黏连成丝，咳痰不爽，或痰中带有血丝，口干。舌质干红、少津，苔薄白或薄黄，脉细数。

（2）经络辨证　可参考感冒。咳嗽最常见的受邪经络是肺经、大肠经、膀胱经、督脉，在明确病变经络后，其同名经及表里经也要仔细探查。但与感冒相比，外感咳嗽更复杂，临床中，外感咳嗽患者往往是表证未解，邪又入里，使肺气受扰，进而出现他脏损伤，因此，必要时其他经也需要探查。

①手太阴型：夹脊穴切诊，肺夹脊处往往可探查到阳性反应点；循肺经皮部提捏可发现皮肤疼痛敏感带（沿肺经，列缺至孔最穴间皮部区为皮肤捏痛敏感高发带），触诊可触及压痛（天府、尺泽、孔最、列缺、经渠、鱼际、少商为临床压痛高发点，鱼际为临床条索高发点）。

②手阳明型：夹脊穴切诊，大肠夹脊处往往可探查到阳性反应点；循大肠经皮部提捏可发现皮部疼痛敏感带（沿大肠经，阳溪至偏历间的皮部区为皮肤捏痛敏感高发带），深部触诊可触及压痛（商阳、三间、合谷、阳溪、曲池为临床压痛高发点）。

③足太阳型：夹脊穴切诊，膀胱夹脊处往往可探查到阳性反应点；循膀胱经皮部提捏可发现皮肤疼痛敏感带（沿膀胱经，大杼到肺俞间的皮部区为皮肤捏痛敏感高发带），深部

触诊可触及压痛（天柱、大杼、风门、肺俞、膀胱俞为临床压痛高发点）。

④督脉型：督脉切诊，在身柱、陶道、大椎往往有压痛，上述穴位处刮痧，往往有痧点出现。

2. 同源点探查　确定疾病归经后，进行同源点循经探查。

（1）手太阴型　中枢同源点为肺夹脊。外周高发同源点为列缺至孔最穴间皮部区，天府、尺泽、孔最、列缺、经渠、鱼际、少商。肺经同名经为脾经，高发同源点为脾夹脊、太白、三阴交、阴陵泉；表里经为大肠经，高发同源点为大肠夹脊、合谷、曲池。

（2）手阳明型　中枢同源点为大肠夹脊。外周高发同源点为阳溪至偏历间的皮部区、商阳、三间、合谷、阳溪、曲池。大肠经同名经为胃经，高发同源点为胃夹脊、天枢、足三里、丰隆；表里经为肺经，高发同源点为肺夹脊、尺泽、孔最、列缺、鱼际、少商。

（3）足太阳型　中枢同源点为膀胱夹脊。外周高发同源点为大杼到肺俞间的皮部区、天柱、大杼、风门、肺俞、膀胱俞。膀胱经同名经为小肠经，高发同源点为小肠夹脊、后溪；表里经为肾经，高发同源点为肾夹脊、照海、太溪。

（4）督脉型　高发同源点为身柱、陶道、大椎。

3. 辨病性

（1）表里　外感咳嗽系外邪侵袭肺系，属表证。

（2）寒热　发于风寒，咳嗽声重，咳痰稀薄色白，恶寒，无汗，舌苔薄白，脉浮紧为寒证；发于风热，咳嗽气粗，咳痰黏白或黄，咽痛或咳声嘶哑，或有发热，微恶风寒，口微渴，舌尖红，苔薄白或黄，脉浮数为热证；发于风燥，鼻干而塞，咽干而痒，干咳少痰，恶风无汗，苔白而干，脉浮略紧，为凉燥；鼻干而热，咽干而痛，干咳少痰，苔薄黄，脉浮略数，为温燥。

（3）虚实　外感咳嗽以邪实为主，包括风、寒、燥等邪实证。

【针刺治疗】

1. 处方　由疾病相关中枢同源点和病变经络上的外周同源点构成。

2. 操作　中枢同源点一般点刺不留针。各经络外周同源点，根据同源点的位置深浅，采取不同的刺法，位于皮部的采用皮下平刺，位于肌肉、筋骨的，直刺到相应位置；风寒咳嗽可加灸或温针灸。留针30分钟。每天治疗1次，连续3～5天。

【调护】

注意保暖、避风寒；忌食生冷、肥甘、辛辣刺激之品。

【验案举例】

邓某，女，57岁。初诊日期：2019年11月24日。

主诉：咳嗽1月。

现病史：患者1月前受凉后出现打喷嚏，鼻塞，流清涕，咳嗽，咳白色黏痰，无畏寒发热，无胸闷、胸痛。经口服药物（具体不详）后喷嚏、鼻塞、流清涕症状消失，但咳嗽一直不缓解。患者现干咳，咽痛，精神、食欲可，二便正常。

舌淡，苔薄，脉浮紧。

诊断：支气管炎（咳嗽）。

诊经络：患者咳嗽因感冒而起，咽痛、干咳为表邪未解，津液损伤的表现，初步考虑为肺、肾经病变。经络探查发现肺经、大肠经、脾经、肾经异常。

同源点探查：中枢同源点肺夹脊、脾夹脊、肾夹脊、大肠夹脊异常；外周同源点肺经列缺皮部捏痛、尺泽压痛，大肠经曲池、合谷压痛，脾经三阴交压痛，肾经太溪、照海压痛。

治疗：中枢同源点点刺，外周同源点列缺皮部捏痛区平刺，其他同源点直刺。留针 15 分钟，隔天治疗 1 次。

针刺后患者即感咽痛减轻，嘱注意休息、保暖，避免受寒感冒。复诊时，诉治疗次日咳嗽明显减轻，咽痛基本消失，治疗 3 次咳嗽消失。

三、头痛

【概述】

头痛是因外感六淫、内伤杂病而引起的以头痛为主要临床表现的一类病证。头痛可单独出现，亦可见于多种疾病的过程中。西医学的血管性头痛、紧张性头痛、丛集性头痛、三叉神经痛及偏头痛等可参考辨证治疗。

头痛属于中医学"头风""脑风"范畴。中医根据病因，将头痛分为外感头痛和内伤头痛。外感头痛，多因风、寒、湿、热之邪，侵袭脑络，伤及肺卫，而表现出头痛伴外感表证，一般病程较短，预后较好；内伤头痛，多因脏腑功能失调，气血、阴阳亏虚以及产生的痰、饮、瘀血等病理产物阻滞而出现，属虚实错杂之证，一般病程较长，病性较为复杂。总之，头痛病因病机涉及五脏六腑，其中肺、肝、脾、肾的功能失调在头痛的发病中尤为重要。

【经络诊查】

1. 诊经络

（1）脏腑辨证

①从肺辨证

外感风寒证：风寒邪气自肌表侵袭经络，清阳之气受阻，气血不畅，清窍壅滞，发为头痛。辨证要点：头痛连及项背，筋脉拘急，伴恶风畏寒，口不渴。苔薄白，脉浮紧。

外感风热证：风热之邪侵袭肌表，上扰清窍，经络失和，发为头痛。辨证要点：头痛而胀，甚则头痛而裂，发热恶风，面红目赤，口渴喜饮。舌尖红，苔薄黄，脉浮数。

外感风湿证：风湿邪气侵袭肌表，上蒙头窍，困遏清阳，发为头痛。辨证要点：头痛如裹，肢体困重，胸闷纳呆。舌苔白腻，脉濡。

②从肝辨证

肝火炽盛证：肝失疏泄，郁而化火，气火上逆而致头痛。辨证要点：头晕胀痛，胁痛，急躁易怒，面红目赤，口苦、口干。舌红、苔黄，脉弦数。

肝阳上亢证：肝肾阴虚，阴不制阳，肝亢于上，发为头痛。辨证要点：头目胀痛，眩晕耳鸣，头重脚轻，心烦易怒，夜寐不宁。舌红苔少，脉弦细。

③从脾胃辨证

脾胃气虚证：脾胃虚弱，气血生成不足，不能上荣头面，出现头部隐痛。辨证要点：头痛隐隐，遇劳加重，心悸失眠，面色少华，神疲乏力，少气懒言。舌质淡，苔薄白，脉细弱。

脾虚湿盛证：脾虚不能运化水湿，水湿内停，聚而生痰，痰浊上蒙清窍，阻塞经络，清阳不升，发为头痛。辨证要点：

头部昏蒙重痛，胸脘痞闷，恶心欲呕。舌淡苔白腻，脉滑或弦滑。

④从肾辨证：肾精亏虚证。禀赋不足，肾精亏损，或劳欲所伤，阴精耗损，肾虚则其精不能上荣于脑，髓海不足，脑窍失养，出现头脑空痛。辨证要点：头部空痛，眩晕耳鸣，健忘，腰膝酸软，神疲乏力，滑精带下。舌红少苔，脉细无力。

（2）经络辨证　从经络循行看，诸阳经均直接与头部相联系，诸阴经通过其经别与相表里的阳经在颈部相合上达头部。按疼痛部位将头痛分为太阳头痛、少阳头痛、阳明头痛、厥阴头痛等。太阳头痛位于后枕，少阳头痛位于两侧，阳明头痛位于前额，厥阴头痛位于颠顶，或连目系。根据临床实践，头痛多与膀胱经、胆经、三焦经、胃经、肝经、督脉关系密切。头痛病情复杂，往往出现经络间相互传变，病变经络的同名经及表里经也要仔细探查。

①足太阳型：夹脊穴切诊，膀胱夹脊处往往可寻找到阳性反应点；循膀胱经皮部提捏可发现皮肤疼痛敏感带及皮下粘连带（沿膀胱经，以昆仑为中心的皮部区为皮肤捏痛敏感及皮下粘连高发带），深部触诊可触及压痛、结节或条索（天柱、风门、昆仑、申脉为临床压痛、结节或条索高发点）。

②足少阳型：切诊夹脊穴，在胆夹脊处往往可寻找到阳性反应点；循胆经皮部提捏可发现皮肤疼痛敏感带及皮下粘连带（沿胆经，阳陵泉至阳陵泉下1.5寸间的皮部区为皮肤捏痛敏感及皮下粘连高发带），深部触诊可触及压痛、结节或条索（率谷、完骨、风池、阳陵泉、悬钟、丘墟、足临泣、侠溪为临床压痛、结节或条索高发点）。

③手少阳型：切诊夹脊穴，在三焦夹脊处往往可寻找到

阳性反应点；循三焦经皮部提捏可发现皮肤疼痛敏感带及皮下粘连带（沿三焦经，外关至支沟间的皮部区为皮肤捏痛敏感及皮下粘连高发带），深部触诊可触及压痛、结节或条索（中渚、外关、角孙、丝竹空为临床压痛高发点）。

④足阳明型：切诊夹脊穴，在胃夹脊处往往可寻找到阳性反应点；循胃经皮部提捏可发现皮肤疼痛敏感带及皮下粘连带（沿胃经，以足三里穴为中心的皮部区为皮肤捏痛敏感及皮下粘连高发带），深部触诊可触及压痛、结节或条索（头维、天枢、足三里、丰隆、内庭为临床压痛高发点）。

⑤足厥阴型：切诊夹脊穴，在肝夹脊处往往可寻找到阳性反应点；循肝经皮部提捏可发现皮肤疼痛敏感带及皮下粘连带（沿肝经，以太冲为中心的皮部区为皮肤捏痛敏感及皮下粘连高发带），深部触诊可触及压痛、结节或条索（太冲、行间为临床压痛、结节或条索高发点）；颠顶百会附近往往有压痛。

⑥督脉型：经络诊查往往在命门、至阳、身柱、大椎、风府、百会、上星处发现异常。

2. 同源点探查　确定疾病归经后进行同源点循经探查。

（1）足太阳型　中枢同源点为膀胱夹脊。外周高发同源点为以昆仑为中心的皮部区、天柱、风门、昆仑、申脉。膀胱经同名经为小肠经，高发同源点为小肠夹脊、后溪、养老；表里经为肾经，高发同源点为肾夹脊、太溪。太阳主表，与肺经、督脉关系密切，其高发同源点为肺夹脊、列缺、大椎、风府、上星。

（2）足少阳型　中枢同源点为胆夹脊。外周高发同源点为阳陵泉至阳陵泉下 1.5 寸间的皮部区、率谷、完骨、风池、阳陵泉、悬钟、丘墟、足临泣、侠溪。胆经同名经为三焦经，高发同源点为三焦夹脊、外关、角孙；表里经为肝经，高发同源点为肝夹脊、太冲。

（3）手少阳型　中枢同源点为三焦夹脊。外周高发同源点为外关至支沟间的皮部区、中渚、外关、角孙、丝竹空。三焦经同名经为胆经，高发同源点为胆夹脊、率谷、风池、阳陵泉、足临泣、侠溪；表里经为心包经，高发同源点为厥阴夹脊、内关。

（4）足阳明型　中枢同源点为胃夹脊。外周高发同源点为以足三里为中心的皮部区、头维、天枢、足三里、丰隆、内庭。胃经同名经为大肠经，高发同源点为大肠夹脊、合谷、曲池；表里经为脾经，高发同源点为脾夹脊、三阴交、血海。

（5）足厥阴型　中枢同源点为肝夹脊。外周高发同源点为以太冲为中心的皮部区、太冲、行间。肝经同名经为心包经，高发同源点为厥阴夹脊、内关；表里经为胆经，高发同源点为胆夹脊、率谷、风池、阳陵泉、足临泣、侠溪。

（6）督脉型　督脉高发同源点为命门、至阳、身柱、大椎、风府、百会、上星。督脉亏虚，脑失所养，与肾精不足、任脉不充有关，肾经、任脉高发同源点为肾夹脊、太溪及关元、气海、中脘。

3. 辨病性

（1）表里　头痛因感受外邪致病，为表证；因于肝、脾、肾功能失调发为内伤头痛者，为里证。

（2）寒热　外伤头痛中，因于风寒者，头部经脉拘急，疼痛剧烈，可伴有恶寒等症；因于风热者，头胀而痛，可伴有恶热、口渴等症状。内伤头痛中，肝火炽盛证、肝阳上亢证可伴有热象。

（3）虚实　外感头痛发病多急，以风邪为主，每多兼寒、兼热或夹湿，上犯清窍，经络阻遏而致头痛，病性属实。内伤头痛以虚证或虚实夹杂证为多见，如起病缓慢，疼痛较轻，表现为隐痛、空痛，遇劳加重，时作时止，多属虚证；如因痰湿、血瘀而致病者，表现为头身重痛或刺痛等，多属实证。

【针刺治疗】

1. 处方

针刺处方由疾病相关中枢同源点和病变经络上的外周同源点构成。

2. 操作

中枢同源点一般点刺不留针。各经络同源点针刺，根据同源点的位置深浅，采取不同的刺法，位于皮部的采用皮下平刺；位于肌肉、筋骨的，直刺到相应位置。留针 30 分钟。外感头痛 1 天治疗 1 次；内伤头痛，1 周治疗 2 ~ 3 次，治疗周期相对较长。

【调护】

保持规律的生活方式，避免过度劳累、精神紧张、熬夜、饮酒等诱发因素；调情志，保持心情舒畅。

【验案举例】

吴某，女，25 岁。初诊日期：2019 年 11 月 17 日。

主诉：头痛 1 日。

病史：患者于 1 日前因疲劳后受凉致头痛，以两侧、后枕为甚，无意识及肢体障碍，无恶心、呕吐，无发热。休息后无好转，现头痛加重，伴有紧裹感，微恶风寒。患者精神、食欲差，二便尚正常。

舌暗，苔薄白，脉浮细。

诊断：外感头痛。

诊经络：患者头痛部位在两侧、后枕，考虑为胆经、膀胱经病变。经络探查发现肺经、膀胱经、胆经异常。

同源点探查：中枢同源点肺夹脊、胆夹脊、膀胱夹脊异常；外周同源点肺经列缺处皮部捏痛，膀胱经天柱、风门、昆仑压痛，胆经率谷压痛，阳陵泉下 0.5～1 寸皮部捏痛。

针灸治疗：中枢同源点及天柱点刺，外周同源点率谷、列缺、阳陵泉下 0.5～1 寸皮部平刺，其他同源点直刺，留针 30 分钟。

针刺后患者诉头痛明显减轻，紧裹感消失，精神有所好转。嘱患者注意休息，避免再次受凉。次日，患者诉头痛完全消失。

四、原发性失眠

【概述】

失眠是以经常性不能获得正常睡眠为特征的一类病证。常表现为入睡困难，或睡而易醒，不易再睡，或眠浅，易于惊醒，甚至彻夜不眠等，并影响工作、生活。失眠按发病原因可分原发性和继发性两种，后者多有一定的躯体或精神心理方面的基础疾病。通常所讲的失眠泛指原发性失眠，又称非器质性失眠。

原发性失眠属于中医学"不寐"范畴。睡眠由心神控制，而营卫阴阳的正常运行是保证心神调节睡眠的基础。失眠多为情志所伤，饮食不节，劳逸失调，久病体虚等因素引起脏腑机能紊乱，气血失和，阴阳失调，阳不入阴而发病。病位主要在心，与肝、胆、脾、胃、肾密切相关。

【经络诊查】

1. 诊经络

（1）脏腑辨证

①从心辨证

心血虚证：本证多因久病耗伤阴血，或失血过多，或情志不遂，气郁化火而耗伤阴血所致。心血虚，心失所养，则心神不宁，失眠多梦。辨证要点：失眠多梦，心悸，健忘，头晕，面色淡白或萎黄。唇舌色淡，脉细弱。

心阴虚证：本证多由于思虑太过，暗耗心阴，或热病、久病耗伤阴液所致。心阴虚则心神失养，且虚热扰心而心神不安，故而心烦失眠。辨证要点：心悸或心烦，失眠多梦，五心烦热，潮热盗汗，咽干。舌质红苔少，脉细数等。

心火亢盛证：本证多因外邪入里化火，或情志抑郁，气郁化火；或多食肥甘厚腻辛辣之物，日久化热所致。心主神明，火热内炽，扰乱心神则心烦失眠。辨证要点：心烦失眠，面赤口干，小便短赤，大便干结，口舌生疮。舌绛，舌尖红，苔黄，脉数。

②从肝胆辨证

肝火炽盛证：本证多因情志不遂，气郁化火，或嗜辛辣肥甘之品，蕴而化火，或邪热内侵，他脏热盛累积于肝。肝火炽盛，火热扰心，心神不宁，出现不寐、噩梦、多梦。辨证要点：失眠多梦，头晕胀痛，面红目赤，口苦咽干，急躁易怒，胁肋不适，尿黄便干。舌红苔黄，脉弦数。

胆郁痰扰证：本证多由情志不遂，气郁生痰，蕴而化热，痰热互结，胆气被扰所致。胆为清净之府，痰热扰神，胆气不宁，则失眠多梦。辨证要点：失眠多梦，胆怯易惊，惊悸不宁，烦躁不安，眩晕耳鸣，胸胁满闷，口苦欲呕。舌红苔黄，脉弦。

③从脾胃辨证

脾胃气虚证：本证多因饮食不节，或劳累太过，思虑过度，或年老体衰，或久病耗气。脾胃乃生化之源，脾胃气虚，生化乏源，气血不足，心失所养，诱发失眠。辨证要点：入睡困难，多梦易醒，心悸健忘，神疲食少，腹胀便溏，面色萎黄。舌淡苔白，脉弱。

饮食内停证：本证因暴饮暴食，超出胃的受纳腐熟能力，胃不胜其劳而受损，造成饮食停积，胃气不得通降，浊气扰神而致失眠。辨证要点：辗转反复，难以入眠，纳呆厌食，脘腹胀满，嗳腐吞酸，或呕吐宿食，吐后觉舒。舌暗，苔厚腻，脉滑。

④从肾辨证

肾阴虚证：本证因久病及肾，温热病后期伤阴，或久服温燥劫阴之品，或房事不节，耗伤肾阴所致。心肾为水火既济之脏，肾水亏虚，水火失济则心火亢盛，见心神不宁，失眠多梦。辨证要点：失眠多梦，眩晕耳鸣，腰膝酸软，形体消瘦，五心烦热，颧红盗汗，男子阳强易举，遗精早泄，女子经少经闭。舌红少苔或无苔，脉细数。

肾阳虚证：本证因素体阳虚，或年高肾亏引起。肾居下焦，为阳气之根，肾阳不足，机体机能下降，无力运行气血津液，导致痰浊郁滞，引发失眠。辨证要点：睡眠不深，神疲乏力，腰膝酸软，畏寒肢冷，小便清长，或五更泄泻。舌淡苔白，脉沉虚无力。

（2）**经络辨证**　根据脏腑辨证，失眠与心、肝、胆、脾、胃、肾等脏腑功能失调有关，因而与心经、肝经、胆经、脾经、胃经、肾经关系密切；督脉循行于脊里，入络于脑，且脑为元神之府，督脉可以调节神志活动，与失眠关系密切。失眠往往病程较长，其同名经及表里经也要仔细探查。

①手少阴型：夹脊穴诊，心夹脊处往往可探查到阳性反应点；循心经皮部提捏可发现皮肤疼痛敏感带及皮下粘连带（沿心经，以阴郄、少海为中心的皮部区为临床皮肤捏痛敏感带及皮下粘连带），深部触诊可触及压痛、结节或条索（通里、阴郄、神门为临床压痛、结节或条索高发点）。

②足厥阴型：夹脊穴切诊，肝夹脊处往往可探查到阳性反应点；循肝经皮部提捏可发现皮肤疼痛敏感带及皮下粘连带（沿肝经，中封至蠡沟间的皮部区为临床皮肤捏痛敏感带及皮下粘连带），深部触诊可触及压痛、结节或条索（太冲、行间、曲泉、期门为临床压痛、结节或条索高发点）。

③足少阳型：夹脊穴切诊，胆夹脊处往往可探查到阳性反应点；循胆经皮部提捏可发现皮肤疼痛敏感带及皮下粘连带（沿胆经，阳陵泉下 1～2 寸间的皮部区为皮肤捏痛敏感带及皮下粘连带），深部触诊可触及压痛、结节或条索（完骨、头临泣、风池、阳陵泉、阳陵泉下 1.5 寸、阳陵泉下 3 寸、丘墟、足临泣、足窍阴为临床压痛、结节或条索高发点）。

④足太阴型：夹脊穴切诊，脾夹脊处往往可探查到阳性反应点；循脾经皮部提捏可发现皮肤疼痛敏感带及皮下粘连带（沿脾经，以阴陵泉为中心的皮部区为皮肤捏痛敏感及皮下粘连高发带），深部触诊可触及压痛、结节或条索（隐白、太白、公孙、三阴交、血海为临床压痛、结节或条索高发点）。

⑤足阳明型：夹脊穴切诊，胃夹脊处往往可探查到阳性

反应点；循胃经皮部提捏可发现皮肤疼痛敏感带及皮下粘连带（沿胃经，以足三里为中心的皮部区为皮肤捏痛敏感及皮下粘连高发带），深部触诊可触及压痛、结节或条索（头维、梁门、天枢、足三里、丰隆、内庭常为临床压痛、结节或条索高发点）。

⑥足少阴型：夹脊穴切诊，肾夹脊处往往可探查到阳性反应点；循肾经皮部提捏可发现皮肤疼痛敏感带及皮下粘连带（沿肾经，以复溜、交信为中心的皮部区为皮肤捏痛敏感及皮下粘连高发带），深部触诊可触及压痛、结节或条索（涌泉、太溪、大钟、照海常为压痛、结节或条索高发点）。

⑦督脉型：督脉切诊，在腰阳关、命门、至阳、大椎、百会、神庭、印堂往往有压痛。

2. 同源点探查 确定疾病归经后进行同源点循经探查。

（1）手少阴型 中枢同源点为心夹脊。外周高发同源点为以阴郄、少海为中心的皮部区、通里、阴郄、神门。心经同名经为肾经，高发同源点为肾夹脊、涌泉、太溪、大钟、照海；表里经为小肠经，高发同源点为小肠夹脊、后溪、养老、支正。

（2）足厥阴型 中枢同源点为肝夹脊。外周高发同源点为中封至蠡沟间的皮部区、太冲、行间、曲泉、期门。肝经同名经为心包经，高发同源点为厥阴夹脊、间使、内关、大陵、劳宫；表里经为胆经，高发同源点为胆夹脊、完骨、头临泣、风池、阳陵泉、阳陵泉下 1.5 寸、阳陵泉下 3 寸、丘墟。

（3）足少阳型 中枢同源点为胆夹脊。外周高发同源点为阳陵泉下 1 至 2 寸间的皮部区、完骨、头临泣、风池、阳陵泉、阳陵泉下 1.5 寸、阳陵泉下 3 寸、丘墟、足临泣、足窍阴。胆经同名经为三焦经，高发同源点为三焦夹脊、外关；

表里经为肝经，高发同源点为肝夹脊、太冲、行间、曲泉、期门。

（4）足太阴型　中枢同源点为脾夹脊。外周高发同源点为以阴陵泉为中心的皮部区、隐白、太白、公孙、三阴交、血海。脾经同名经为肺经，高发同源点为肺夹脊、尺泽、列缺、少商；表里经为胃经，高发同源点为胃夹脊、足三里、丰隆、内庭。

（5）足阳明型　中枢同源点为胃夹脊。外周高发同源点为以足三里为中心的皮部区、头维、梁门、天枢、足三里、丰隆、内庭。胃经同名经为大肠经，高发同源点为大肠夹脊、合谷、曲池；表里经为脾经，高发同源点为脾夹脊、隐白、三阴交、阴陵泉、血海。

（6）足少阴型　中枢同源点为肾夹脊。外周高发同源点为以复溜、交信为中心的皮部区、涌泉、太溪、大钟、照海。肾经同名经为心经，高发同源点为心夹脊、通里、阴郄、神门；表里经为膀胱经，高发同源点为膀胱夹脊、心俞、肝俞、脾俞、肾俞。

（7）督脉型　督脉高发同源点为腰阳关、命门、至阳、大椎、百会、神庭、印堂。督脉与任脉相通，统帅阴阳诸经，两经常相互影响。任脉高发同源点为关元、气海、神阙、下脘、中脘。

3. 辨病性

（1）表里　失眠多由情志、饮食、劳倦损伤脏腑、气血，而导致脏腑功能失调，多属于里证。

（2）寒热　失眠患者以热证多见。肝火扰心所致失眠者伴见口苦口干，大便干结，小便短赤，舌红苔黄，脉弦数等症；痰热扰神所致失眠者伴见口苦，目眩，胸闷不舒，痰黄黏稠，舌偏红，苔黄腻，脉滑数。

（3）虚实　失眠虚实俱有。若肝郁化火，或痰热内扰，神不安宁者以实证居多；心脾两虚，气血不足，或由心胆气虚，或由心肾不交，水火不济，心神失养，神不安宁，多属虚证。病久可见虚实夹杂。

【针刺治疗】

1. 处方　由疾病相关中枢同源点和病变经络上的外周同源点构成。

2. 操作　中枢同源点一般点刺不留针，阳虚患者可温针灸。各经络外周同源点，根据同源点的位置深浅，采取不同的刺法，位于皮部的采用皮下平刺，位于肌肉、筋骨的，直刺到相应位置。留针30分钟。每周治疗2～3次。

【调护】

调情志，保持心情舒畅；注意生活规律，按时作息，睡前不饮酒、不喝浓茶及咖啡，养成良好的睡眠习惯。

【验案举例】

严某，女，70岁。初诊时间：2019年9月6日。

主诉：失眠2年，加重1月。

现病史：2年前出现入睡困难，睡眠浅，半夜易醒，醒后难以入睡。伴见头晕，双目干涩，口燥咽干，腰膝酸痛，五心烦热，潮热盗汗。

舌红少津，脉弦细。

诊断：失眠。

诊经络：患者失眠，伴见头晕，双目干涩，口燥咽干，腰膝酸痛，五心烦热，潮热盗汗，舌红少津，脉弦细，为肾阴亏虚，心火亢盛的表现，考虑为肾经、心经病变。经络探查发现心经、胆经、脾经、肾经、任脉异常。

同源点探查：中枢同源点心夹脊、胆夹脊、脾夹脊、肾夹脊异常。外周同源点心经神门压痛，胆经阳陵泉下皮部捏痛，阳陵泉压痛，脾经三阴交压痛，肾经太溪、照海压痛，任脉关元、水分按压空虚感。

针刺治疗：中枢同源点点刺，阳陵泉下皮部区平刺，其他外周同源点直刺。留针30分钟，一周治疗2次。

中药处方：枸杞子10g，菊花10g，生地黄30g，熟地黄10g，山药30g，山茱萸10g，茯苓10g，牡丹皮10g，泽泻10g，川楝子10g，酸枣仁30g，五味子15g。7剂，水煎服。

2019年9月13日：患者可以正常入睡，眠浅，半夜易醒，但醒后可以入睡，每晚醒2～3次。头晕眼干情况较之前好转。针刺治疗如前。中药守上方，7剂。

2019年9月20日：患者可以正常入睡，眠浅，每晚醒1次左右，醒后可以马上入睡。头晕消失，眼干情况较之前好转，出现胃部痞满不适。针刺治疗如前。前方加砂仁5g，木香10g，7剂。

2019年9月27日：患者已能正常睡觉，夜间偶醒，醒后可以很快入睡。眼干情况较之前好转，胃部不适消失。停止药物治疗。针灸治疗同前，一周2次，巩固治疗2个月，睡眠恢复正常。

五、功能性消化不良

【概述】

功能性消化不良，是一种常见的功能性胃肠病，包括上腹部疼痛、上腹胀、早饱、嗳气恶心、呕吐等不适症状，经检查排除引起以上症状的器质性病变的一组临床综合征。

功能性消化不良属于中医学"胃脘痛""胃痞"范畴。一般认为本病多由饮食不节、情志不遂、外感内伤、劳逸失当等因素导致，主要病机是脾虚气滞，胃失和降，脾虚为本，邪实为标，病位主要在脾、胃、肝、胆等脏腑。

【经络诊查】

1. 诊经络

（1）脏腑辨证

①从脾胃辨证

脾胃气虚证：本证多因饮食不节，或思虑、劳倦过度，或年老体衰，久病失养，损伤脾胃所致。辨证要点：脘腹胀满，食后加重，或时重时轻，喜温喜按，纳呆便溏，神疲乏力，少气懒言。舌质淡，苔薄白，脉细弱。

湿热蕴脾证：本证多由外感湿热之邪或饮食偏嗜肥甘厚腻，蕴湿生热，伤脾碍胃，气机壅滞所致。辨证要点：胃脘胀痛，纳呆厌食，口干口苦，或口甜口黏，便溏，口渴不欲饮，身热，小便黄，大便不畅。舌红、苔黄腻，脉数。

胃阴不足证：本证多由湿热之邪或肝胃郁热日久伤阴，阴津伤则胃失濡养，和降失司。辨证要点：脘腹痞闷，胃脘嘈杂，饥不欲食，恶心嗳气，口燥咽干，大便秘结。舌红少津、少苔，脉细数。

饮食内停证：本证多由于暴饮暴食，或恣食生冷，或过食肥甘，或嗜酒无度，损伤脾胃，纳运无力，食滞内停，痰湿中阻，气机被阻，而生痞满。辨证要点：脘腹痞闷而胀痛，进食尤甚，拒按，嗳腐吞酸，恶食呕吐，或大便不调，矢气频作，味臭如败卵。舌苔厚腻，脉滑。

②从肝胆辨证

肝气犯胃证：本证多因情志不遂，肝郁气滞，失于疏泄，横逆乘脾犯胃，胃失和降所致。辨证要点：胸胁、胃脘胀满疼痛，呃逆嗳气，或见嘈杂吞酸，纳差，郁郁寡欢或心烦易怒，喜太息。舌质淡红、舌苔薄白，脉弦或弦数。

肝胆湿热证：多因外感湿热之邪，或嗜食肥甘厚腻，或脾胃失运，湿热内生，蕴结肝胆，肝木侮土，脾胃运化失司所致。辨证要点：腹胀厌食，胁肋胀痛，口苦泛恶，小便短黄，大便不畅。舌红、苔黄腻，脉弦数。

（2）经络辨证　根据脏腑辨证，功能性消化不良与脾经、胃经、肝经、胆经关系密切。此外，脾经、胃经、肝经、胆经均在胸腹部与任脉贯通，任脉与功能性消化不良密切相关。功能性消化不良一般病程较长，其同名经及表里经也要仔细探查。

①足太阴型：夹脊穴切诊，脾夹脊处往往可探查到阳性反应点；循脾经皮部提捏可发现皮肤疼痛敏感带及皮下粘连带（沿脾经，以三阴交为中心的皮部区为皮肤捏痛敏感及皮下粘连高发带），深部触诊可触及压痛、结节或条索（公孙、三阴交、阴陵泉、大横为临床压痛、结节或条索高发点）。

②足阳明型：夹脊穴切诊，胃夹脊处往往可探查到阳性反应点；循胃经皮部提捏可发现皮肤疼痛敏感带及皮下粘连带（沿胃经，以足三里为中心的皮部区为皮肤捏痛敏感及皮下粘连高发带），深部触诊可触及压痛、结节或条索（天枢、梁丘、足三里、丰隆、内庭为临床压痛、结节或条索高发点）。

③足厥阴型：夹脊穴切诊，肝夹脊处往往可探查到阳性

反应点；循肝经皮部提捏可发现皮肤疼痛敏感带及皮下粘连带（沿肝经，以中封上 3 寸为中心的皮部区为皮肤捏痛敏感及皮下粘连高发带），深部触诊可触及压痛、结节或条索（行间、太冲为临床压痛、结节或条索高发点，期门为临床压痛高发点）。

④足少阳型：夹脊穴切诊，胆夹脊处往往可探查到阳性反应点；循胆经皮部提捏可发现皮肤疼痛敏感带及皮下粘连带（沿胆经，以阳陵泉为中心的皮部区为皮肤捏痛敏感及皮下粘连高发带），深部触诊可触及压痛、结节或条索（阳陵泉及阳陵泉下 1 寸为临床压痛高发点）。

⑤任脉型：任脉切诊，下脘、中脘、上脘往往有压痛。

2. 同源点探查 确定疾病归经后进行同源点循经探查。功能性消化不良高发同源点如下：

（1）足太阴型 中枢同源点为脾夹脊。外周高发同源点为以三阴交为中心的皮部区、公孙、三阴交、阴陵泉、大横。脾经同名经为肺经，高发同源点为肺夹脊、孔最；表里经为胃经，高发同源点为胃夹脊、天枢、足三里、丰隆、内庭。

（2）足阳明型 中枢同源点为胃夹脊。外周高发同源点为以足三里为中心的皮部区、天枢、梁丘、足三里、丰隆、内庭。胃经同名经为大肠经，高发同源点为大肠夹脊、合谷、手三里、曲池；表里经为脾经，高发同源点为脾夹脊、公孙、三阴交、阴陵泉、大横。

（3）足厥阴型 中枢同源点为肝夹脊。外周高发同源点为以中封上 3 寸为中心的皮部区、行间、太冲、期门。肝经同名经为心包经，高发同源点为厥阴夹脊、内关；表里经为胆经，高发同源点为胆夹脊、阳陵泉、阳陵泉下 1 寸。

（4）足少阳型 中枢同源点为胆夹脊。外周高发同源点为以阳陵泉为中心的皮部区及阳陵泉、阳陵泉下1寸。胆经同名经为三焦经，高发同源点为三焦夹脊、支沟；表里经为肝经，高发同源点为肝夹脊、行间、太冲、期门。

（5）任脉型　任脉高发同源点为下脘、中脘、上脘。

3. 辨病性

（1）表里　功能性消化不良为脾胃运纳失司，中焦气机阻滞，升降失司而发病，多属里证。

（2）寒热　功能性消化不良寒热证均有，需仔细辨别。腹胀绵绵，得热则减，口淡不渴，或渴不欲饮，舌淡苔白，脉沉细或沉迟者为寒证；而腹痛胀满之势较急，口渴喜冷，舌红苔黄，脉数者为热证。

（3）虚实　功能性消化不良多属虚实夹杂。外邪所犯，饮食、痰湿内停等为实；脾、胃亏虚等为虚。

【针刺治疗】

1. 处方　由疾病相关中枢同源点和病变经络上的外周同源点构成。

2. 操作　中枢同源点一般点刺不留针。各经络外周同源点，根据同源点的位置深浅，采取不同的刺法，位于皮部的采用皮下平刺，位于肌肉、筋骨的，直刺到相应位置。留针30分钟。每周治疗2～3次。

【调护】

注意生活调摄，起居规律。适度体育锻炼。饮食方面，注意调节饮食习惯，定时、定量用餐，忌暴饮暴食。食用易消化食物，不宜食用产气多食物，如马铃薯、面食、豆类、高脂肪食物等，忌油炸、腌制、烧烤、生冷、辛辣之品。保持心情舒畅，保证充足的睡眠。

【验案举例】

葛某，女，65 岁。初诊时间 2018 年 6 月 7 日。

主诉：纳差 3 月。

现病史：患者于 3 个月前因服感冒药后出现胃脘不适，腹胀，进食后有堵塞感，平卧后可缓解，畏寒喜暖，纳差，伴见乏力，大便排出不畅，活动后心慌、气喘、胸闷等症。在某三甲医院行胃肠镜检查未发现明显器质性病变，经口服药物（具体不详）治疗后，情况未见明显改善，在患病期间体重下降约 15kg，今来就诊。

舌淡，苔白，脉细弱。

诊断：功能性消化不良（痞满）。

诊经络：患者腹胀、纳差、大便不畅、乏力、气短、畏寒喜暖为脾胃损伤的表现，考虑脾、胃经异常。经络探查发现脾经、胃经、大肠经、任脉异常。

同源点探查：中枢同源点脾夹脊、胃夹脊、大肠夹脊异常。外周同源点脾经三阴交、阴陵泉压痛，胃经天枢、足三里压痛，大肠经手三里、曲池压痛，任脉中脘压痛。

针刺治疗：中枢同源点点刺，足三里、手三里温针灸，其他同源点直刺。留针 30 分钟，一周治疗 2 次。

针灸治疗 4 次后，患者胃脘不适减轻，腹胀基本消失，进食后稍有腹胀，体力明显好转，进食量增加，大便基本正常。针灸治疗 8 次后，胃脘不适症状完全消失，大便正常，饮食量恢复正常。

六、糖尿病

【概述】

糖尿病是一组以慢性高血糖为特征的代谢性疾病，是由于胰岛素分泌缺陷或（和）其生物作用受损而引起。长期高血糖会导致眼、肾、心脏、血管、神经、胃肠等多种器官损害和功能障碍。糖尿病分为两型：1型特征为胰岛β细胞数量显著减少和消失所导致的胰岛素分泌显著下降或缺失；2型糖尿病特征为胰岛素调控葡萄糖代谢能力的下降（胰岛素抵抗）伴随胰岛β细胞功能缺陷所导致的胰岛素分泌减少（或相对减少）。肥胖、高热量饮食、体力活动不足及增龄是2型糖尿病最主要的发病因素，高血压、血脂异常等因素也会增加患病风险。典型的糖尿病症状为三多一少：多饮、多食、多尿、消瘦，但许多缓慢起病或隐匿起病的早中期糖尿病患者，可无任何症状。

糖尿病属于中医学"消渴"范畴，病因为五脏禀赋脆弱、饮食不节、情志失调等，其中饮食不节最为重要。其基本病机为阴津亏损，燥热偏盛，而以阴虚为本，燥热为标，两者互为因果，阴愈虚则燥热愈盛，燥热愈盛则阴愈虚。病变脏腑主要在肺、脾胃、肝、肾。

【经络诊查】

1. 诊经络

（1）脏腑辨证

①从肺辨证：燥热伤肺证。五志过极，心火炽炎，移热于肺，或嗜食肥甘酒类，胃热上乘于肺，或下源肾水亏乏，不能制火，火势上浮乘肺，肺因燥热所伤无力敷布津液而发

病。辨证要点：口干舌燥，烦渴多饮，尿频量多，气短乏力，神倦自汗。舌红苔薄黄，脉细。

②从脾胃辨证

胃火炽盛证：饮食不节，积热于胃，胃热过盛则消谷善饥，胃热熏灼于肺，津液耗伤，则烦渴引饮。辨证要点：烦渴多饮，消谷善饥，尿频量多，尿浊色黄，呼出气热。舌红苔黄，脉滑数。

脾胃气虚证：脾胃气虚，中焦失运，津液难以上承，进而发病。辨证要点：口渴欲饮，腹胀，纳少便溏，神疲倦怠，消瘦乏力。舌淡苔白，脉缓弱。

胃阴不足证：本证多因消渴日久，或素体阴虚，加之饮食失节，嗜食辛辣温燥之品，或气郁化火，或吐泻伤津，耗伤胃阴所致。辨证要点：口渴引饮，乏力，消瘦，胃脘嘈杂不适，饥不欲食，口燥咽干，干呕呃逆，大便干结，小便赤。舌红少津，脉细数。

湿热中阻证：本证多因消渴日久，痰湿聚积化热，热结中焦而发病。辨证要点：渴不多饮，饥不欲食，口苦，乏力，脘腹痞闷。苔黄腻，脉濡缓。

③从肾辨证

肾阴虚证：肾阴虚，肾固摄失常，水谷精微直趋膀胱，故尿频尿多，浊稠如膏，多梦遗精。辨证要点：尿频量多，浊稠如膏，腰膝酸软，乏力，耳鸣头昏，口干，肌肤干燥。舌红少苔，脉细数。

阴阳两虚证：消渴后期，阴损及阳，阴阳俱虚。辨证要点：饮多溲多，尿频浊稠，咽干舌燥，面容憔悴、黧黑无华，畏寒肢冷，阳痿早泄或月经不调。舌淡苔薄，脉沉细弱。

（2）经络辨证　根据脏腑辨证情况，糖尿病与肺经、脾经、胃经、肾经关系密切。任为阴脉之海，糖尿病阴虚多见，与任脉关系密切。本病病程长，常涉及多经，病变经络的同名经及表里经也要仔细探查。

①手太阴型：切诊夹脊穴，肺夹脊往往可探查到阳性反应点；循肺经触诊可触及压痛、结节或条索（中府、尺泽、太渊为临床压痛、结节或条索高发点）。

②足太阴型：夹脊穴切诊，脾夹脊处往往可探查到阳性反应点；循脾经触诊可触及压痛、结节或条索（太白、公孙、三阴交、地机、阴陵泉、血海为临床压痛、结节或条索高发点）。

③足阳明型：夹脊穴切诊，胃夹脊处往往可探查到阳性反应点；循胃经触诊可触及压痛、结节或条索（头维、天枢、足三里、丰隆、冲阳、内庭为临床压痛、结节或条索高发点）。

④足少阴型：夹脊穴切诊，肾夹脊处往往可探查到阳性反应点；循肾经触诊可触及压痛、结节或条索（涌泉、然谷、太溪、照海、复溜、筑宾、中注、肓俞、商曲为临床压痛、结节或条索高发点）。

⑤任脉型：任脉切诊，循任脉触诊可触及压痛、结节或条索（关元、气海、下脘、中脘为临床压痛、结节或条索高发点）。

2. 同源点探查 确定疾病归经后进行同源点循经探查。糖尿病高发同源点如下：

（1）**手太阴型** 中枢同源点为肺夹脊。外周高发同源点为中府、尺泽、太渊。肺经同名经为脾经，高发同源点为脾夹脊、太白、公孙、三阴交、地机、阴陵泉、血海；表里经为大肠经，高发同源点为大肠夹脊、合谷、阳溪、手三里、曲池。

（2）足太阴型　中枢同源点为脾夹脊。外周高发同源点为太白、公孙、三阴交、地机、阴陵泉、血海。脾经同名经为肺经，高发同源点为肺夹脊、中府、尺泽、太渊；表里经为胃经，高发同源点为胃夹脊、头维、天枢、足三里、丰隆、冲阳、内庭。

（3）足阳明型　中枢同源点为胃夹脊。外周高发同源点为头维、天枢、足三里、丰隆、冲阳、内庭。胃经同名经为大肠经，其高发同源点为大肠夹脊、合谷、阳溪、手三里、曲池；表里经为脾经，高发同源点为脾夹脊、太白、公孙、三阴交、地机、阴陵泉、血海。

（4）足少阴型　中枢同源点为肾夹脊。外周高发同源点为涌泉、然谷、太溪、照海、复溜、筑宾、中注、肓俞、商曲。肾经同名经为心经，其高发同源点为心夹脊、神门、少府；表里经为膀胱经，高发同源点为膀胱夹脊、胃脘下俞、肝俞、脾俞、胃俞、肾俞。

（5）任脉型　高发同源点为关元、气海、下脘、中脘。任督相连，相互影响，督脉高发同源点为命门、大椎、百会。

3. 辨病性

（1）表里　消渴病常累积多个脏腑，病变影响广泛，为里证。

（2）寒热　消渴病常因肺、胃热盛伤津而发。表现为口干舌燥，烦渴多饮，多食为甚，舌红苔黄、脉洪数，为热证；病久小便频多，下肢欠温，则为寒证。

（3）虚实　消渴病以阴虚为主，可兼有阳虚、气虚。本病病程较长，常有湿、痰、瘀等邪实相伴。

【针灸治疗】

1. 处方 由疾病相关中枢同源点和病变经络上的外周同源点构成。

2. 操作 中枢同源点一般点刺不留针。各经络外周同源点，根据同源点的位置深浅，采取不同的刺法，位于皮部的采用皮下平刺；位于肌肉、筋骨的，直刺到相应位置。留针30分钟。每周治疗2～3次。

【调护】

饮食清淡，定时定量；戒烟酒；适当运动；调情志，起居有节。

【验案举例】

孙某，女，67岁。初诊时间：2016年7月20日。

主诉：发现高血糖13年，下肢麻木无力半年，加重1周。

现病史：患者于13年前发现血糖水平高，最高可达22.6mmol/L，曾反复在多家三甲医院就诊，诊断为2型糖尿病，长期口服"二甲双胍肠溶片""格列美脲片""阿卡波糖片"等药物。平素餐前血糖8mmol/L左右，餐后12mmol/L左右。患者半年前无明显诱因出现双下肢麻木，以右侧为甚，轻度影响行走，到医院行下肢血管彩超检查提示"双下肢动脉粥样硬化，右下肢胫前动脉狭窄"，肌电图检查提示"双侧腓总神经轻度损害"，诊断为"2型糖尿病并血管神经病变"，予"依帕司他片"口服，症状稍有减轻。3天前劳累后出现双下肢麻木明显加重，倦怠乏力，眠差，纳果，大小便可。今来就诊。

舌体胖大，色淡，苔白，脉沉细。

门诊辅助检查：随机血糖 15.1mmol/L，糖化血红蛋白7.9%。

诊断：2 型糖尿病并血管神经病变（消渴）。

诊经络：患者倦怠乏力、眠差、纳呆、下肢麻木、舌胖、脉沉为脾胃虚弱、气血不足之证。考虑为脾、胃经病变。经络探查发现大肠经、脾经、胃经、肾经、任脉异常。

同源点探查：中枢同源点脾夹脊、胃夹脊、肾夹脊、大肠夹脊异常。外周同源点大肠经合谷、手三里压痛，脾经三阴交、阴陵泉压痛，胃经天枢、足三里压痛，肾经太溪、中注压痛，任脉关元、气海、中脘压痛。

针灸治疗：中枢同源点点刺，关元、气海、中脘温针灸，其他同源点直刺。留针 30 分钟，一周治疗 2 次。

西药治疗：继续目前西医降糖药物治疗。

患者经 3 月针灸治疗后症状减轻，2016 年 10 月 27 日复查结果显示患者随机血糖 12.2mmol/L，糖化血红蛋白 6.8%，随访一年下肢麻木症状无再发加重。

七、原发性高血压

【概述】

原发性高血压是以体循环动脉压升高为主要特征的临床综合征，常简称为高血压。高血压是最常见的慢性病，也是心脑血管病发生最主要的危险因素，可造成心、脑、肾等器官的损伤，逐渐导致这些器官的功能衰竭。高血压大多起病缓慢，无特殊临床表现，当出现心、脑、肾等并发症时，出现相应的临床症状；部分患者可出现头晕、头痛、颈项不适等症状。高血压的诊断主要依据血压，一般非同日测量三次

血压值收缩压 ≥ 140mmHg 和（或）舒张压 ≥ 90mmHg 可诊断为高血压。

高血压病属中医学"头痛""眩晕""风眩"等范畴，与年迈体虚、饮食不节、情志失调、久病过劳等因素有关。本病常见证型为肝阳上亢、痰饮内停、肾阴亏虚、瘀血阻络等，与肝、脾、肾三脏关系密切，病性以虚为本，虚实夹杂。

【经络诊查】

1. 诊经络

（1）脏腑辨证

①从肝辨证

肝火炽盛证：本证多因情志不遂，气郁化火，或嗜烟酒、肥甘、辛辣之物，蕴而化火所致。肝火炽盛，火热循经上扰致血压升高。辨证要点：头晕头痛，面红目赤，胁肋胀满，急躁易怒，口苦咽干，便干溲黄。舌红苔黄，脉弦数。

肝阳上亢证：本证多因恼怒伤肝，郁而化火，火热耗伤肝肾之阴；或年老肾亏，或房事太过，阴虚阳亢，气血上逆致血压升高。辨证要点：眩晕耳鸣，头目胀痛，劳累及情绪激动后加重，颜面潮红，目赤口苦，头重脚轻，腰膝酸软。舌红，脉弦细数。

肝郁气滞证：本证多因情志不畅，或突然遭受精神刺激，致肝失疏泄。肝郁气滞，气血运行不畅，日久血瘀致血压升高。辨证要点：头痛眩晕，情志抑郁，胸闷、胁痛，手足麻木。舌红或淡红，脉弦。

②从脾胃辨证：痰湿中阻证。本证多因脾胃中阳受困，运化失司，痰湿中阻，上阻清窍，导致血压升高。辨证要点：头晕头痛，胸闷恶心，肢体困重，纳呆便溏，口淡不渴。舌

淡胖、苔白腻，脉濡缓。

③从肾辨证：肾精亏虚证。本证多由于年老体虚，肾精不足所致。辨证要点：头晕，失眠，健忘，耳鸣，神疲乏力，腰膝酸软。舌淡、少苔，脉沉细。

（2）经络辨证　根据脏腑辨证，原发性高血压主要涉及肝、肾、脾、胃等脏腑病变。此外，督脉总督诸阳，受损则阳脉失调，阴阳失和，易致清阳不升或升发太过，与高血压病关系密切。结合临床实践，本病与肝经、胆经、肾经、脾经、胃经、督脉关系密切。本病病程较长，病情复杂，病变经络的同名经及表里经也要仔细探查。

①足厥阴型：夹脊穴切诊，肝夹脊处往往可探查到阳性反应点；循肝经触诊可触及压痛、结节或条索（大敦、行间、太冲、期门为临床压痛、结节或条索高发点）。

②足少阳型：夹脊穴切诊，胆夹脊处往往可探查到阳性反应点；循胆经触诊可触及压痛、结节或条索（瞳子髎、率谷、风池、阳陵泉、悬钟、丘墟、侠溪为临床压痛、结节或条索高发点）。

③足少阴型：夹脊穴切诊，肾夹脊处往往可探查到阳性反应点；循肾经触诊可触及压痛、结节或条索（涌泉、太溪、水泉、气穴、四满、中注为临床压痛、结节或条索高发点）。

④足太阴型：夹脊穴切诊，脾夹脊处往往可探查到阳性反应点；循脾经触诊可触及压痛、结节或条索（太白、三阴交、阴陵泉、血海、腹结、大横为临床压痛、结节或条索高发点）。

⑤足阳明型：夹脊穴切诊，胃夹脊处往往可探查到阳性反应点；循胃经触诊可触及压痛、结节或条索（头维、天枢、归来、足三里、丰隆、解溪、冲阳为临床压痛、结节或条索

高发点）。

⑥督脉型：督脉切诊可以触及压痛、结节或条索（腰阳关、命门、筋缩、至阳、神道、身柱、大椎、风府、百会、印堂为临床压痛、结节或条索高发点）。

2. 同源点探查　确定疾病归经后进行同源点循经探查。原发性高血压高发同源点如下：

（1）足厥阴型　中枢同源点为肝夹脊。外周高发同源点为大敦、行间、太冲、期门。肝经同名经为心包经，高发同源点为厥阴夹脊、曲泽、内关、大陵、劳宫；表里经为胆经，高发同源点为胆夹脊、风池、阳陵泉、悬钟、丘墟、侠溪。

（2）足少阳型　中枢同源点为胆夹脊。外周高发同源点为瞳子髎、率谷、风池、阳陵泉、悬钟、丘墟、侠溪。胆经同名经为三焦经，高发同源点为三焦夹脊、阳池、外关、支沟、翳风、角孙；表里经为肝经，高发同源点为肝夹脊、大敦、行间、太冲、期门。

（3）足少阴型　中枢同源点为肾夹脊。外周高发同源点为涌泉、太溪、水泉、气穴、四满、中注。肾经同名经为心经，高发同源点为心夹脊、少海、通里、神门；表里经为膀胱经，高发同源点为膀胱夹脊、心俞、肝俞、脾俞、胃俞、肾俞、大肠俞、昆仑、京骨。

（4）足太阴型　中枢同源点为脾夹脊。外周高发同源点为太白、三阴交、阴陵泉、血海、腹结、大横。脾经同名经为肺经，高发同源点为肺夹脊、太渊；表里经为胃经，高发同源点为胃夹脊、头维、天枢、归来、足三里、丰隆、解溪、冲阳。

（5）足阳明型　中枢同源点为胃夹脊。外周高发同源点为头维、天枢、归来、足三里、丰隆、解溪、冲阳。胃经同名经为大肠经，高发同源点为大肠夹脊、合谷、曲池；表里经为脾经，高发同源点为脾夹脊、太白、三阴交、阴陵泉、血海、腹结、大横。

（6）督脉型　外周高发同源点为腰阳关、命门、筋缩、至阳、神道、身柱、大椎、风府、百会、印堂。任督二脉，统帅阴阳诸经，两经配合，调节人体阴阳平衡，维持正常血压。任脉高发同源点为关元、石门、气海、神阙、中脘。

3. 辨病性

（1）表里　原发性高血压与情志失调、饮食不节、久病过劳、年迈体虚等因素有关，病位在肝、脾、肾，属里证。

（2）寒热　若肝阳上亢，肝火上炎，阳升风动，可以表现为热象；若脾胃虚弱，痰饮内生，蕴而化热；若为肾阴亏虚，可表现为阴虚阳亢之热象。当久病损及阴阳，可以致阴阳俱虚，寒热错杂。

（3）虚实　原发性高血压临床多种证型可同时出现，总体属于虚实夹杂。其中痰饮内停、瘀血内停以实证为主，肾精不足、脾胃虚弱以虚证为主。

【针刺治疗】

1. 处方　由疾病相关中枢同源点和病变经络上的外周同源点构成。

2. 操作　中枢同源点一般点刺不留针。各经络外周同源点，根据同源点的位置深浅，采取不同的刺法，位于皮部的采用皮下平刺，位于肌肉、筋骨的，直刺到相应位置。留针30分钟。每周治疗 2 ～ 3 次。

【调护】

患者生活方式干预非常重要，主要措施包括：限制食盐摄入，合理膳食；不吸烟，少饮酒；增加运动，控制体重；调情志，保持心情舒畅。

【验案举例】

徐某，男，85 岁。初诊时间：2019 年 10 月 20 日。

主诉：发现血压升高 30 余年，头晕、耳鸣一周。

现病史：患者 30 余年前体检发现血压升高，在外院诊断为"高血压病"，一直口服罗布麻片和丹参片，血压控制不佳，因无其他不适，未做其他特殊治疗。一周前因劳累出现头晕、耳鸣，眼部发胀，饮食一般，精神欠佳，睡眠极差，每晚只睡 2 个小时，大小便可，查血压 165/100mmHg。今来就诊。

舌红苔薄白，脉弦数。

诊断：高血压（眩晕）。

诊经络：患者头晕、耳鸣，眼胀，失眠，脉弦数，为肝肾阴虚、肝阳上亢的表现，考虑肝经、肾经病变。经络探查发现三焦经、肝经、胆经、脾经、肾经异常。

同源点探查：中枢同源点肝夹脊、胆夹脊、脾夹脊、三焦夹脊、肾夹脊异常。外周同源点三焦经支沟压痛，脾经三阴交、阴陵泉压痛，肝经太冲压痛，肾经太溪、照海、四满压痛，胆经阳陵泉下 0.5～1 寸皮部捏痛，丘墟压痛。

针刺治疗：中枢同源点点刺，阳陵泉下皮部区平刺，其他外周同源点直刺。留针 30 分钟，一周治疗 2 次。

中药治疗：黄芩 10g，泽泻 10g，生地黄 20g，丹参 30g，菊花 12g，生石决明 30g，钩藤 20g，白芍 20g，山茱萸 20g，葛根 15g，夏枯草 20g，益母草 20g，川芎 10g，生山楂 15g，枸杞子 15g，红花 6g。7 剂，水煎服。

一周后，患者精神变好，头晕眼胀消失，饮食好转，耳鸣仅在下午出现，已不影响睡眠。查血压一日 5 次平均值为155/90mmHg。患者不便继续治疗，中药守上方巩固治疗 2周。

八、高脂血症

【概述】

高脂血症是以血浆脂质浓度增高为临床表现的一种疾病，表现为血清胆固醇、甘油三酯或低密度脂蛋白的水平升高，或高密度脂蛋白水平降低。高脂血症的形成与遗传、年龄、饮食、运动、药物等因素密切相关，同时糖尿病、肾病综合征、甲状腺功能减退症等也有继发高脂血症。高脂血症与肥胖病、脂肪肝、糖尿病等代谢性疾病存在密切联系，是高血压、冠心病等心脑血管疾病产生的重要危险因素之一。

本病属于中医学"痰饮"范畴。中医学对高脂血症的认识最早可溯源至《内经》的"膏脂学说"，如《灵枢·卫气失常》"脂者，其血清，气滑少"，张志聪补注曰："中焦之气，蒸津液，化其精微……溢于外则皮肉膏肥，余于内则膏肓丰满。"若五脏调和，气血生化有源，津液输布顺畅，则百病不生；若脏腑功能失调，气血运行不畅，尤其是脾失健运，无力运化水谷精微，痰浊内生，酿成膏脂，浸淫脉道，以致气滞血瘀、痹阻脉络，便会形成高脂血症。本病病机为脂浊致瘀、本虚标实，病位主要在脾、胃、肝、肾。

【经络诊查】

1. 诊经络

（1）脏腑辨证

①从脾胃辨证：脾胃虚弱证。本证多由于饮食不节，或思虑太过，或年老体弱，久病耗气所致。脾主运化，胃主受纳腐熟，脾胃运化失常，使津液不化而转变为痰浊，痰浊积聚体内，酿成膏脂。辨证要点：形体肥胖，周身困重，乏力气短，腹胀纳呆，大便稀溏。舌淡苔白，脉缓。

②从肝辨证：肝郁气滞证。本证多由情志不遂或病邪侵扰，肝失疏泄所致。肝郁气滞，气机不通，气不行血，形成血瘀，气不行津，形成痰饮。辨证要点：胸胁或少腹胀痛，情志抑郁或易怒，妇女可见月经不调，闭经。舌尖边有瘀点或瘀斑，脉沉涩。

③从肾辨证：肾阳虚证。肾阳为一身阳气之本，肾阳虚衰，累及脾阳，导致脾阳不足，痰饮内生，出现高脂血症。辨证要点：畏寒肢冷，头面浮肿，眩晕，倦怠乏力，腰膝酸软，纳呆腹胀，小便清长，大便稀溏，夜尿多。舌淡胖苔白，脉沉细无力。

（2）经络诊查　根据脏腑辨证，高脂血症与脾经、胃经、肝经、肾经关系密切。任脉在腹部与肝、脾、肾经贯通，与高脂血症关系密切。本病病程长，病情复杂，病变经络的同名经及表里经也要仔细探查。

①足太阴型：夹脊穴切诊，脾夹脊处往往可探查到阳性反应点；循脾经触诊可触及压痛、结节或条索（太白、公孙、商丘、三阴交、阴陵泉、血海、腹结、大横为临床压痛、结节或条索高发点）。

②足阳明型：夹脊穴切诊，胃夹脊处往往可探查到阳性反应点；循胃经触诊可触及压痛、结节或条索（梁门、滑肉门、天枢、水道、梁丘、足三里、丰隆、内庭、冲阳为临床压痛、结节或条索高发点）。

③足厥阴型：夹脊穴切诊，肝夹脊处往往可探查到阳性反应点；循肝经触诊可触及压痛、结节或条索（太冲、章门、期门为临床压痛、结节或条索高发点）。

④足少阴经：夹脊穴切诊，肾夹脊处往往可探查到阳性反应点；循肾经触诊可触及压痛、结节或条索（太溪、气穴、肓俞、商曲为临床压痛、结节或条索高发点）。

⑤任脉型：任脉切诊，循任脉触诊可触及压痛、结节或条索（中极、关元、气海、水分、下脘、中脘、上脘为临床压痛、结节或条索高发点）。

2. 同源点探查 确定疾病归经后进行同源点循经探查。高脂血症高发同源点如下：

（1）足太阴型 中枢同源点为脾夹脊。外周高发同源点为太白、公孙、商丘、三阴交、阴陵泉、血海、腹结、大横。脾经同名经为肺经，高发同源点为肺夹脊、太渊、孔最；表里经为胃经，高发同源点为胃夹脊、梁门、滑肉门、天枢、水道、梁丘、足三里、丰隆、内庭、冲阳。

（2）足阳明型 中枢同源点为胃夹脊。外周高发同源点为梁门、滑肉门、天枢、水道、梁丘、足三里、丰隆、内庭、冲阳。胃经同名经为大肠经，高发同源点为大肠夹脊、合谷、手三里、曲池；表里经为脾经，高发同源点为脾夹脊、太白、公孙、商丘、三阴交、阴陵泉、血海、腹结、大横。

（3）足厥阴型 中枢同源点为肝夹脊。外周高发同源点为太冲、章门、期门。肝经同名经为心包经，高发同源点为厥阴夹脊、曲泽、内关；表里经为胆经，高发同源点为胆夹脊、带脉、五枢、阳陵泉、悬钟、丘墟。

（4）足少阴型　中枢同源点为肾夹脊。外周高发同源点为太溪、气穴、肓俞、商曲。肾经同名经为心经，高发同源点为心夹脊、神门；表里经为膀胱经，高发同源点为膀胱夹脊、脾俞、胃俞、大肠俞、京骨。

（5）任脉型　任脉高发同源点为中极、关元、气海、水分、下脘、中脘、上脘。任督相通，相互影响，督脉高发同源点为腰阳关、命门、中枢。

3. 辨病性

（1）表里　本病多由饮食不节，脾失健运，肝失疏泄，脏腑功能失调所致，属里证。

（2）寒热　高脂血症湿热蕴结、痰湿内阻、痰瘀结滞于内，皆可化热。疾病迁延日久，耗伤精气，可见肝肾阴虚和脾肾阳虚证，前者有手足心热、盗汗等虚热证表现，后者有畏寒肢冷、脘腹痞胀、夜尿频多等虚寒证表现。

（3）虚实　实证主要有湿热蕴结、痰湿内阻、痰瘀结滞；虚证常见有脾肾阳虚、肝肾阴虚；另外有脾虚湿盛等虚实夹杂证。

【针刺治疗】

1. 处方　由疾病相关中枢同源点和病变经络上的外周同源点构成。

2. 操作　中枢同源点一般点刺不留针。各经络外周同源点，根据同源点的位置深浅，采取不同的刺法，位于皮部的采用皮下平刺，位于肌肉、筋骨的，直刺到相应位置。留针30分钟。每周治疗2～3次。阳虚患者可加灸法。

【调护】

建议控制饮食，配合适量运动为宜。对于高脂血症的干预，首先是低盐低脂低糖饮食，严格限制碳水化合物及总热能摄入。其次是规范生活方式，如增强体育运动、劳逸结合、避免熬夜、戒烟限酒等。超重者（BMI ≥ 24）须逐渐降低体重，积极控制血压、血糖异常等危险因素。

【验案举例】

熊某，女，65 岁。初诊时间 2017 年 1 月 8 日。

主诉：发现血脂升高 1 月。

现病史：1 月前体检发现总胆固醇 6mmol/L，甘油三酯 2.74mmol/L，BMI28.13。患者身体重着，乏力气短，动则头晕、汗出，偶有胸闷、咳痰，痰色白而黏。患者精神、食欲一般，大便稀溏，小便可。

舌体胖大有齿痕，舌淡、苔白滑，脉沉弱。

诊断：高脂血症（痰饮）。

诊经络：患者身体重着，痰色白而黏，乏力气短，动则头晕，便溏，舌体胖大有齿痕，舌淡、苔白滑，脉沉弱为脾虚湿蕴的表现，考虑脾经、胃经病变。经络探查发现大肠经、脾经、肾经、胃经、任脉异常。

同源点探查：中枢同源点脾夹脊、胃夹脊、肾夹脊、大肠夹脊异常。外周同源点大肠经合谷压痛、曲池皮部捏痛，脾经三阴交、阴陵泉、血海压痛，肾经太溪、肓俞压痛，胃经天枢、足三里、丰隆压痛，任脉关元、气海空虚感，中脘压痛。

针刺治疗：中枢同源点点刺，外周同源点曲池皮部平刺，其他同源点直刺。留针 30 分钟。一周治疗 2 次。

调护：嘱患者减少高糖、高油食物摄入，避免久卧久坐，适当活动。

二诊：2017年1月22日。

已经针灸治疗5次，自述精神状态好转，食欲变好。针刺治疗同前，嘱控制高糖、高脂饮食，多食蔬菜，适当运动。

三诊：2017年2月21日。

已经针灸10次，自述精神状况良好，无头晕、乏力的表现。继续按上述方案巩固治疗8次，患者无明显不适。复查：总胆固醇5.45mmol/L，甘油三酯2.36mmol/L，BMI26.4。

九、高尿酸血症

【概述】

高尿酸血症是嘌呤代谢障碍引起的代谢性疾病。非同日2次空腹血尿酸水平男性和绝经后女性高于420μmol/L，绝经前女性高于350μmol/L，可诊断为高尿酸血症。根据发病原因，高尿酸血症可分为原发性及继发性两种。原发性高尿酸血症多由先天性嘌呤代谢异常所致，继发性高尿酸血症主要为多种急慢性疾病如血液病或恶性肿瘤、慢性中毒、药物或高嘌呤饮食所致。随着人们生活水平的改善，饮食结构的变化，我国高尿酸血症的发病率有上升和年轻化趋势。

高尿酸血症若无临床症状，可归属中医学"未病"范畴，部分患者可发展为痛风，则归属中医学"热痹""历节病""痛风痹"等范畴。高尿酸血症病因病机复杂，可从历代医家对痛风的研究中进行总结。国医大师朱良春提出"浊瘀痹"的概念，它概括了痛风"浊毒瘀滞"的病机本质，互为因果的浊、瘀、痰邪为致痹根本。目前认为，高尿酸血症因先天禀赋不足，或调摄不慎，嗜欲无节，过食膏粱厚味等，导致脾胃功能紊乱，水谷不化，浊毒内生，滞留血中，毒邪久留，蒸酿气血津液，生成痰瘀而发病。本病为虚实夹杂，与脾、胃、肝、肾等脏腑功能失常关系密切。

【经络诊查】

1.诊经络

（1）脏腑辨证

①从脾胃辨证：脾胃虚弱证。脾主运化，胃主受纳腐熟，脾胃运化功能失司，使津液不化而转变为痰浊，痰浊之邪积聚体内，滞留血中。辨证要点：胃脘隐痛或冷痛，腹胀纳呆，乏力气短，大便稀溏。舌淡胖、苔白，脉缓。

②从肝辨证：肝郁气滞证。肝郁气滞，气机不通，气病及血，形成血瘀；肝气犯胃，纳化功能减退，津液运化失司，形成痰饮。辨证要点：胸胁或少腹胀痛，情志抑郁或易怒，妇女可见月经不调，闭经。舌淡红、苔薄白，脉弦。

③从肾辨证：肾气亏虚证。肾为水脏，肾气亏虚，则体内水液输布、排泄障碍，浊邪无法及时排除，或肾气虚衰，累及他脏，可引起和加重高尿酸血症。辨证要点：腰膝酸软，发育迟缓，气短乏力，早衰。舌淡苔白，脉细无力。

（2）经络诊查　根据脏腑辨证情况，高尿酸血症与脾经、胃经、肝经、肾经关系密切。任脉在腹部与肝、脾、肾经贯通，与高脂血症关系密切。本病病程长，病情复杂，病变经络的同名经及表里经也要仔细探查。

①足太阴型：夹脊穴切诊，脾夹脊处往往可探查到阳性反应点；循脾经触诊可触及压痛、结节或条索（隐白、大都、太白、公孙、商丘、三阴交、地机、阴陵泉、血海为临床压

痛高发点）。

②足阳明型：夹脊穴切诊，胃夹脊处往往可探查到阳性反应点；循胃经触诊可触及压痛、结节或条索（天枢、足三里、丰隆、冲阳为临床压痛高发点）。

③足厥阴型：夹脊穴切诊，肝夹脊处往往可探查到阳性反应点；循肝经触诊可触及压痛、结节或条索（大敦、行间、太冲为临床压痛高发点）。

④足少阴经：夹脊穴切诊，肾夹脊处往往可探查到阳性反应点；循肾经触诊可触及压痛、结节或条索（涌泉、太溪、大钟、水泉、照海、复溜、筑宾、阴谷、气穴、四满为临床压痛高发点）。

⑤任脉型：循任脉触诊可触及压痛、结节或条索（中极、关元、气海、水分为临床压痛、结节或条索高发点）。

2. 同源点探查　确定疾病归经后进行同源点循经探查。高脂血症高发同源点如下：

（1）足太阴型　中枢同源点为脾夹脊。外周高发同源点为隐白、大都、太白、公孙、商丘、三阴交、地机、阴陵泉、血海。脾经同名经为肺经，高发同源点为肺夹脊、尺泽、太渊；表里经为胃经，高发同源点为胃夹脊、天枢、足三里、丰隆、冲阳。

（2）足阳明型　中枢同源点为胃夹脊。外周高发同源点为天枢、足三里、丰隆、冲阳。胃经同名经为大肠经，高发同源点为大肠夹脊、合谷、阳溪、手三里、曲池；表里经为脾经，高发同源点为脾夹脊、隐白、大都、太白、公孙、商丘、三阴交、地机、阴陵泉、血海。

（3）足厥阴型　中枢同源点为肝夹脊。外周高发同源点为大敦、行间、太冲。肝经同名经为心包经，高发同源点为厥阴夹脊、大陵；表里经为胆经，高发同源点为胆夹脊、阳陵泉、丘墟。

（4）足少阴型　中枢同源点为肾夹脊。外周高发同源点为涌泉、太溪、大钟、水泉、照海、复溜、筑宾、阴谷、气穴、四满。肾经同名经为心经，高发同源点为心夹脊、神门；表里经为膀胱经，高发同源点为膀胱夹脊、肝俞、脾俞、肾俞、委中、昆仑、申脉、京骨。

（5）任脉型　任脉高发同源点为中极、关元、气海、水分。任督相通，相互影响，督脉高发同源点为命门。

3. 辨病性

（1）表里　高尿酸血症多由饮食不节，脾失健运，肝失疏泄，脏腑功能失调而发病，属里证。

（2）寒热　高尿酸血症以热证多见，寒证少见。湿热蕴结、痰湿内阻、痰瘀结滞于内，皆可化热。疾病迁延日久，耗伤精气，可见畏寒肢冷、夜尿频多等虚寒证表现。

（3）虚实　实证主要由湿热、痰湿、瘀血产生；虚证主要见于脾肾阳虚；也有脾虚湿盛等虚实夹杂证。

【针刺治疗】

1. 处方　由疾病相关中枢同源点和病变经络上的外周同源点构成。

2. 操作　中枢同源点一般点刺不留针。各经络外周同源点，根据同源点的位置深浅，采取不同的刺法，位于皮部的采用皮下平刺，位于肌肉、筋骨的，直刺到相应位置。留针30分钟。每周治疗2～3次，一般1个月为1个疗程。

【调护】

高尿酸血症与生活方式相关，患者要保持健康的生活习惯，包括均衡饮食、控制体重、规律运动等。限制每日总热量摄入，控制饮食中嘌呤的含量。以低嘌呤饮食为主，限制高嘌呤食物摄入，如动物内脏、海鲜、肉类、豆腐、啤酒及高果糖饮料等，鼓励奶制品、新鲜蔬菜的摄入。嘱患者有规律地进行适量运动。戒烟、限酒，避免应用可能引起尿酸升高的药物。

【验案举例】

陈某，男，86岁。初诊时间：2020年6月21日。

主诉：发现尿酸升高1周。

现病史：患者于1月前因右足第一跖趾关节肿痛就诊于当地中医院，生化检测示：超敏C反应蛋白60.85mg/L，血尿酸596μmol/L。诊断为"痛风性关节炎"，给予口服塞来昔布（200mg/d，qd）治疗1周，疼痛消失。1月后复查：血尿酸491μmol/L，患者饮食可，大便困难，小便可，眠多，乏力神疲，气短懒言，急躁易怒，双腿无力，口苦口干。今来就诊。

舌红苔淡黄，脉弦细。

诊断：高尿酸血症。

诊经络：患者眠多，乏力神疲，气短懒言，急躁易怒，口苦、口干，大便困难，双腿无力，脉弦细，为肝郁脾虚证的表现，考虑脾经、肝经异常。经络探查发现脾经、肝经、肾经、胃经、胆经异常。

同源点探查：中枢同源点肝夹脊、胆夹脊、脾夹脊、胃夹脊、肾夹脊异常。外周同源点脾经三阴交压痛，肝经太冲压痛，肾经太溪压痛，胃经天枢、足三里压痛，胆经阳陵泉压痛。

针刺治疗：中枢同源点点刺，外周同源点直刺。留针30分钟，一周治疗2次。

调护：避免高嘌呤饮食，多食新鲜蔬菜。禁烟、酒。适量运动。

二诊：2020年7月19日。

患者神疲乏力好转，口苦、口干消失。复查血尿酸：456μmol/L。针灸治疗同前。

三诊：2020年8月11日。

患者精神状况良好，无明显不适。复查血尿酸：427μmol/L。继续巩固治疗1个月。

十、代谢综合征

【概述】

代谢综合征是指人体的蛋白质、脂肪、碳水化合物等物质发生代谢紊乱的病理状态，是一组复杂的代谢紊乱症候群。其确切病因尚未完全阐明，目前认为腹型肥胖和胰岛素抵抗是导致代谢综合征发生的重要因素。遗传易感性、体力活动缺乏、衰老以及体内促炎症状态、激素水平的变化也可能是致病因素。不良饮食能增加代谢综合征患者发生心血管疾病的危险。代谢综合征既能增加心脑血管疾病与2型糖尿病的发病危险，同时也是心、脑血管疾病死亡率上升的重要原因。随着生活水平的提高和生活方式的改变，代谢综合征的发病率逐渐升高。

代谢综合征以肥胖为主要特征，包含高血糖（糖代谢紊乱或糖尿病）、高血压、血脂异常等症状，其病因、病机与糖尿病、高血压及高脂血症类似。中医学认为本病多因脾失健运、肝失疏泄、肾气不足，从而造成痰浊停滞、气机不畅、血脉瘀阻、水湿不化。若邪浊久留不去，则化火化热，耗气伤阴，终成虚损。病位主要涉及脾、肝、肾三脏。

【经络诊查】

参考糖尿病、高血压及高脂血症等疾病。

【针刺治疗】

1. 处方 由疾病相关中枢同源点和病变经络上的外周同源点构成。

2. 操作 中枢同源点一般点刺不留针，各经络外周同源点，根据同源点的位置深浅，采取不同的刺法，位于皮部的采用皮下平刺，位于肌肉、筋骨的，直刺到相应位置。留针30分钟。每周治疗 2～3 次。根据实际情况或加灸法。

【调护】

改善生活方式是代谢综合征最重要的环节，应贯穿治疗的全过程，是防治代谢综合征的基础。少食肥甘厚腻、煎炸烧烤及膨化食品和少饮碳酸饮料，饮食以清淡为主，适当食用粗粮，多食绿色蔬菜，限制饮酒，蛋白质不过量，限制食盐摄入量，尤其是高血压患者，尽量做到个体化，达到膳食平衡。增加运动量、控制体重，运动要遵循适量、经常、个体化的原则。

【验案举例】

刘某，女，51 岁。初诊时间：2018 年 10 月 8 日。

主诉：发现血压升高 2 年，头晕 2 天。

现病史：患者于 2 年前体检时发现血压升高，最高血压可达 160/100mmHg，曾在武汉市某三甲医院诊断为"高血压

2级（高危组）"，间断服用替米沙坦片（40mg/d，qd）控制血压，自述平素血压 140/80mmHg 左右。2 天前无明显诱因出现头晕，伴轻度恶心，无呕吐，立即前往武汉某医院就诊，血压 165/100mmHg，行颅脑 CT、心电图及血常规检查未见明显异常，血生化检查示：甘油三酯 4.1mmol/L，高密度脂蛋白 0.92mmol/L。患者神疲乏力，眠差，纳呆，大小便尚可，近 2 年月经紊乱，量少，经色暗。患者腹膨隆，按之柔软，腹围 87cm，BMI27.8。予以口服苯磺酸氨氯地平片（5mg/d，qd）及血塞通分散片（3 片 / 次，tid）治疗。患者感觉自觉症状无明显缓解，今来就诊。

舌淡，苔白腻，脉沉滑。

诊断：代谢综合征（眩晕）。

诊经络：患者头晕，神疲乏力，眠差，纳呆，月经紊乱，量少色暗；面色㿠白，舌淡，苔白腻，脉沉滑，为脾胃虚弱，痰湿积聚，气血瘀滞的表现，考虑脾经、胃经病变。经络探查发现心包经、脾经、肾经、胃经、任脉病变。

同源点探查：中枢同源点厥阴夹脊、脾夹脊、胃夹脊、肾夹脊异常。外周同源点心包经内关压痛，脾经三阴交、阴陵泉、血海压痛，肾经太溪、照海、四满、肓俞压痛，胃经滑肉门、天枢、外陵、足三里、丰隆、内庭压痛，任脉关元、气海按压空虚感，中脘压痛。

针刺治疗：中枢同源点点刺，外周同源点直刺。留针 30 分钟。一周治疗 2 次。

西药治疗：降血压西药不变。

调护：遵循代谢综合征的调护原则。

二诊：2018 年 11 月 10 日。

经 5 次针灸治疗后，患者头晕症状明显减轻。

三诊：2018 年 12 月 10 日。

患者针刺 10 次后头晕症状消失，睡眠、纳食改善。复测血压 130/75mmHg，BMI25。

继续巩固治疗 3 个月，患者精神状况良好，睡眠、纳食正常。患者自测血压 10 日，其平均水平：上午 128/74mmHg，下午 131/79mmHg，晚 123/70mmHg，BMI23.6。复查血脂：血清甘油三酯 2.65mmol/L，高密度脂蛋白 1.04mmol/L。

第三节　其他疾病

一、重症肌无力

【概述】

重症肌无力是一种神经－肌肉接头传递功能障碍的自身免疫性疾病，导致终板突触后膜上的乙酰胆碱受体大量流失，神经－肌肉传递功能障碍。重症肌无力的主要临床特征为受累骨骼肌易疲劳和波动性肌无力，经休息或服用胆碱酯酶抑制剂后可部分恢复。重症肌无力根据累及骨骼肌部位不同大抵可分为 4 型：单纯眼肌型、延髓肌型、脊髓肌型、全身肌型。

重症肌无力属于中医学"痿病"范畴，根据其临床表现和疾病的不同阶段，可归属于中医的不同病证。单纯眼肌型重症肌无力上睑下垂，属于中医学"睑废""睢目""上胞下垂"，若出现复视属于"视歧"；全身型重症肌无力、脊髓型或延髓型重症肌无力若出现颈软，抬头无力，属于"头倾"范畴，若出现呼吸肌麻痹，呼吸困难等症状，属于"大气下陷"等病证。重症肌无力基本病机为脾肾亏虚，痰浊阻滞。肾为先天之本，脾为后天之本，脾主肌肉、四肢，上下睑属脾，脾虚则气血生化乏源，肌肉、四肢失于濡养而出现乏力；中气不足，则上睑下垂、眼睛闭合不全，继之，则出现咀嚼无力，言语不清，气短不足以息。脾阳依赖肾阳温煦，肾虚火不生土则脾阳亦虚，运化失司而四肢无力。重症肌无力病位主要在脾、肾，涉及肺、肝。

【经络诊查】

1. 诊经络

（1）脏腑辨证

①从脾胃辨证：脾胃气虚证。脾胃为气血生化之源，脾虚气血生成不足，出现上睑下垂、咀嚼与吞咽困难、抬头无力、语言謇涩，甚至全身无力；脾主肌肉，脾虚肌肉濡养不足，可致肌肉萎缩、无力。辨证要点：上睑下垂，咀嚼、吞咽困难，语言謇涩，纳少，腹胀，便溏，倦怠乏力。舌淡苔白，脉缓弱。

②从肾辨证：肾气亏虚证。肾主骨，齿为骨之余，与咀嚼功能相关，肾气不足，则出现咀嚼功能失常。肾主纳气，肾的纳气功能减退，摄纳无权，就会出现呼多吸少、吸气困难、动则喘甚等表现。辨证要点：咀嚼无力，气短，腰酸肢软，夜尿频多。舌淡苔白，脉弱。

③从肺辨证：肺气亏虚证。肺主气，司呼吸。重症肌无力发展到发音、呼吸困难阶段，为脾肾久损，导致肺气虚损。辨证要点：声音低微，咀嚼无力，气短，痰多。舌质淡，脉弱。

④从肝辨证

肝血虚证：肝血不足、肝窍失养可见复视、斜视、视物不清。辨证要点：视物有重影或视物模糊，眩晕，面白无华，爪甲不荣，或肢体麻木，关节拘急无力。舌淡，脉无力等。

肝郁气滞证：情志不遂，肝郁气滞，木郁乘土，致脾不升清，出现胞睑下垂等症。辨证要点：眼睑下垂，胸胁或小腹胀痛，情志抑郁，喜太息，或咽喉异物感。舌淡红、苔薄白，脉弦细。

（2）经络诊查　根据脏腑辨证，重症肌无力与脾经、胃经、肾经、肺经、肝经关系密切。督脉为"阳脉之海"，若督脉痹阻或虚损则阳气不足，脏腑功能低下，气血津液运行无力，则肌肉、筋骨失养，四肢痿软无力。因此，重症肌无力与督脉也关系密切。重症肌无力一般病程长，病情复杂，病变经络的表里经、同名经会相互影响，也要仔细探查。

①足太阴型：夹脊穴切诊，脾夹脊处往往可探查到阳性反应点；循脾经皮部提捏可发现皮肤疼痛敏感带及皮下粘连带（沿脾经，以三阴交、阴陵泉为中心的皮部区为皮肤捏痛敏感及皮下粘连高发带），深部触诊可触及压痛、结节或条索（隐白、太白、三阴交、阴陵泉、血海为临床压痛、结节或条索高发点）。

②足阳明型：夹脊穴切诊，胃夹脊处往往可探查到阳性反应点；循胃经皮部提捏可发现皮肤疼痛敏感带及皮下粘连带（沿胃经，以足三里为中心的皮部区为皮肤捏痛敏感及皮下粘连高发带），深部触诊可触及压痛、结节或条索（四白、颊车、头维、天枢、足三里、丰隆、冲阳为临床压痛、结节或条索高发点）。

③足少阴型：夹脊穴切诊，肾夹脊处往往可探查到阳性反应点；循肾经皮部提捏可发现皮肤疼痛敏感带及皮下粘连带（沿肾经，以太溪、复溜为中心的皮部区为皮肤捏痛敏感

及皮下粘连高发带），深部触诊可触及压痛、结节或条索（太溪、照海、复溜、肓俞、商曲为临床压痛、结节或条索高发点）。

④足厥阴型：夹脊穴切诊，肝夹脊处往往可探查到阳性反应点；循肝经皮部提捏可发现皮肤疼痛敏感带及皮下粘连带（沿肝经，以曲泉为中心的皮部区为皮肤捏痛敏感及皮下粘连高发带），深部触诊可触及压痛、结节或条索（太冲为临床压痛、结节或条索高发点）。

⑤手太阴型：夹脊穴切诊，肺夹脊处往往可探查到阳性反应点；循肺经皮部提捏可发现皮肤疼痛敏感带及皮下粘连带（沿肺经，以列缺为中心的皮部区为皮肤捏痛敏感及皮下粘连高发带），深部触诊可触及压痛、结节或条索（尺泽、列缺、太渊为临床压痛、结节或条索高发点）。

⑥督脉型：督脉切诊可以触及压痛、结节或条索（腰阳关、命门、至阳、陶道、大椎、风府、百会、神庭、印堂为临床压痛高发点）。

2. 同源点探查 确定疾病归经后进行同源点循经探查。重症肌无力高发同源点如下：

（1）足太阴型 中枢同源点为脾夹脊。外周高发同源点为以三阴交、阴陵泉为中心的皮部区、隐白、太白、三阴交、阴陵泉、血海。脾经同名经为肺经，高发同源点为肺夹脊、尺泽、列缺、太渊；表里经为胃经，高发同源点为胃夹脊、头维、天枢、足三里、丰隆、冲阳。

（2）足阳明型 中枢同源点为胃夹脊。外周高发同源点为以足三里为中心的皮部区、四白、颊车、头维、天枢、足三里、丰隆、冲阳。胃经同名经为大肠经，高发同源点为大肠夹脊、手三里、曲池、肩髃；表里经为脾经，高发同源点为脾夹脊、隐白、太白、三阴交、阴陵泉、血海。

（3）足少阴型　中枢同源点为肾夹脊。外周高发同源点为以太溪、复溜为中心的皮部区、太溪、照海、复溜、肓俞、商曲。肾经同名经为心经，其高发同源点为心夹脊、神门；表里经为膀胱经，高发同源点为膀胱夹脊、攒竹、天柱、肺俞、脾俞、肾俞、昆仑。

（4）足厥阴型　中枢同源点为肝夹脊。外周高发同源点为太冲及以曲泉为中心的皮部区。肝经同名经为心包经，其高发同源点为厥阴夹脊、内关、大陵；表里经为胆经，高发同源点为胆夹脊、阳白、头临泣、风池、肩井、环跳、阳陵泉、悬钟、丘墟。

（5）手太阴型　中枢同源点为肺夹脊。外周高发同源点为以列缺为中心的皮部区、尺泽、列缺、太渊。肺经同名经为脾经，其高发同源点为脾夹脊、隐白、太白、三阴交、阴陵泉、血海；表里经为大肠经，高发同源点为大肠夹脊、手三里、曲池。

（6）督脉型　督脉高发同源点为腰阳关、命门、至阳、陶道、大椎、风府、百会、神庭、印堂。督脉与任脉相通，统帅阴阳诸经，两经相互影响。任脉高发同源点为关元、气海、神阙、中脘。

3. 辨病性

（1）表里　表里证俱见，以里证为主。

（2）寒热　寒热证俱可以见到。重症肌无力患者阴盛者少，因而寒证多责于阳虚，伴见畏寒喜暖，面色㿠白，四肢发凉，口淡不渴，痰涎清稀，小便清长，大便稀溏，舌淡苔白，脉迟沉弱。热证多由于气郁、饮食、痰饮化热，或久服糖皮质激素或温热性中药补气导致阴虚发热，常表现为口渴喜冷，心情烦躁，失眠多梦，盗汗，痰涎黄黏，口臭，大便干结，小便短赤，舌质深红，苔少，脉细数。

（3）虚实　以虚证为主。初病以脾肾亏虚多见，迁延日久，气血瘀滞，痰、饮、瘀等有形之邪产生，出现虚实夹杂之证。

【针刺治疗】

1. 处方　由疾病相关中枢同源点和病变经络上的外周同源点构成。

2. 操作　中枢同源点一般点刺不留针。各经络外周同源点，根据位置深浅，针刺不同的深度，位于皮部的采用皮下平刺，位于肌肉、筋骨的，直刺到相应位置。留针30分钟。虚寒之证可用温针灸。重症肌无力患者治疗周期较长，一般一周针灸治疗2～3次，宜针药结合治疗。

【调护】

重症肌无力多有遇外感加重的情况，治疗中常常表里同治，患者在治疗过程中要避风寒，防感冒；保持心情舒畅；注意休息，劳逸结合，以休息为主，避免过度活动；饮食避免过饱、过饥，忌食生冷、辛辣食物。

【验案举例】

陈某，男，51岁，初诊：2018年12月16日。

主诉：双侧眼睑下垂2周。

现病史：患者于2周前因劳累出现双侧眼睑下垂，右侧明显，继而出现左侧手臂上提乏力，晨起和休息后好转，疲劳后加重，视物重影，失眠，纳差，二便正常。在外院检查：肺纵隔CT检查未见胸腺增生；颅脑CT检查未见占位性病变；血电解质未见缺钾；血清肿瘤标志物检查未见异常；甲状腺功能检查未见异常，抗 AChR 抗体：7.79nmd/L（正常参考值＜0.5），新斯的明试验阳性。诊断为重症肌无力。给予口服强的松片（30mg/d，qd）、溴吡斯的明（每次 60mg，tid）治疗，服药 1 周后症状暂时缓解。患者担心病情进一步加重，同时畏惧长期服用激素产生副作用，转来寻求中医治疗。

舌红绛，舌中有裂纹，苔薄黄，脉细数。

诊断：重症肌无力（痿病）。

诊经络：眼睑属脾，眼睑无力考虑脾虚；眼睑下垂，左侧手臂上提乏力，疲劳后加重，也提示脾胃气虚。综合考虑，该患者重症肌无力发病病机为气血不足，与脾、胃相关。经络探查发现大肠经、胃经、胆经、脾经、肾经、任脉、督脉异常。

同源点探查：中枢同源点胆夹脊、脾夹脊、胃夹脊、肾夹脊、大肠夹脊异常；外周同源点大肠经手三里压痛、皮部捏痛，胃经足三里压痛、弹拨有条索感，胆经阳陵泉压痛、阳陵泉下皮部捏痛，脾经三阴交、阴陵泉压痛，肾经照海压痛，任脉中脘、气海、关元及督脉百会按压空虚感。

针灸治疗：中枢同源点点刺，外周同源点阳陵泉下皮部、百会平刺，其他同源点直刺。留针 30 分钟，一周针灸治疗 2 次。

中药治疗：法半夏 10g，陈皮 15g，茯苓 15g，甘草 10g，黄芪 20g，党参 10g，白术 10g，升麻 10g，柴胡 10g，丹参 10g，生地 30g。14 剂，水煎服。

西药治疗：嘱强的松片减量，每周减 5mg。溴吡斯的明维持剂量。

二诊：2018 年 12 月 30 日。

患者视物重影减轻，手臂乏力情况减轻，但最近睡眠欠佳。舌淡胖苔薄，脉弦。

针灸治疗：同前。

中药治疗：初诊方加枣皮 20g，丹参 40g，酸枣仁 15g，五味子 15g，柏子仁 10g，灵芝 10g。14 剂，水煎服。

西药治疗：嘱强的松片继续每周减 5mg，溴吡斯的明维持剂量。

三诊：2019 年 1 月 15 日。

患者手臂乏力情况消失。睡眠好转，晨起口苦，自述为避免疲劳，非常注重休息，眼睑未明显感觉下垂情况，重影情况也基本消失。

针灸治疗：同前。

中药治疗：上方加栀子 10g。14 剂，水煎服。

西药治疗：嘱强的松片继续每周减 5mg，溴吡斯的明维持剂量。

四诊：2019 年 1 月 29 日。

患者自述眼睑下垂和视物重影情况消失，睡眠恢复正常。舌淡红稍有齿痕，苔薄，脉稍弦。

针灸治疗：同前。

中药治疗：上方去栀子、酸枣仁、五味子、柏子仁。14 剂，水煎服。

西药治疗：嘱停用强的松片，嗅吡斯的明片缓慢减量。

五诊：2019 年 2 月 19 日。

患者自觉眼周肌肉略疲劳，其余情况正常。西药也已经全停，守上法巩固治疗 6 月，情况稳定。随访 1 年未复发。

二、类风湿关节炎

【概述】

类风湿关节炎是以侵蚀性、对称性多关节炎为主要临床表现的慢性、全身性自身免疫性疾病。发病机制不明。基本病理改变为关节滑膜的慢性炎症、血管翳形成，并逐渐出现关节软骨和骨破坏，最终可导致关节畸形和功能丧失。典型症状为受累关节晨僵、肿胀、疼痛及晚期畸形。类风湿关节炎多发生于 30 ~ 50 岁之间，女性患者约 3 倍于男性。本病目前尚无根治方法，早期诊断、早期治疗是病情控制的关键。

类风湿关节炎属于中医学"历节风""尪痹""顽痹"范畴。风、寒、湿、热等邪气闭阻经络，影响气血运行，导致肢体筋骨、关节、肌肉发生疼痛、重着、酸楚、麻木及关节屈伸不利、肿胀甚至畸形等。本病初期以邪实为主，外邪由表入里，痹阻经脉，影响气血津液输布，血滞为瘀，津停为痰。疾病迁延日久，耗伤气血，损及肝肾。本病主要与肺、脾、肝、肾相关。

【经络诊查】

1. 诊经络

（1）脏腑辨证

①从肺辨证：肺气虚证。肺合皮毛，肺气虚则卫外不固，腠理疏松，风寒湿热等邪气易侵袭体表，注于经络、滞于关节而发病。辨证要点：关节疼痛，晨僵，少气无力，声低疲乏，自汗畏风，易于感冒。舌淡苔白，脉虚。

②从肝辨证

肝血虚证：肝藏血，肝主筋，若肝血亏虚，可导致筋脉失于濡养，关节麻木，拘急疼痛或屈伸不利。辨证要点：关节拘急疼痛、晨僵、屈伸不利，肢体麻木，眩晕，两目干涩。舌淡白，脉细弱。

肝郁气滞证：肝气郁滞，则肝的疏泄功能失常，气机不畅，久之可形成血瘀，出现关节胀痛或刺痛。辨证要点：关节胀痛或刺痛，局部肤色晦暗，屈伸不利，疼痛，胸胁、少腹胀闷疼痛，喜太息。舌质紫暗，苔薄白，脉弦。

③从脾胃辨证：脾胃虚弱证。脾主运化水液，脾之运化功能失司，则湿浊内生，出现关节肿胀；湿浊郁而发热，留滞经络，关节热痛。辨证要点：关节疼痛或热痛，肿胀，屈伸不利，晨僵，纳呆、腹胀，便溏。舌淡苔白，脉细弱。

④从肾辨证

肾阴虚证：肾阴虚，骨骼失养，关节虚痛无力，更易受到外邪侵袭。辨证要点：关节肿胀、疼痛，屈伸不利，晨僵，腰膝酸软，足痿无力，五心烦热，咽干，潮热。舌红苔少，脉细弱。

肾阳虚证：肾阳不足，水液失于运化，痰湿聚集，引起关节肿胀；同时阳气不足，筋骨关节失去温养而畏寒、疼痛。辨证要点：关节冷痛、肿胀，晨僵，手足不温，畏寒喜暖，精神疲怠，腰膝酸软，夜尿频多。舌淡苔白，脉沉细。

（2）经络辨证　根据脏腑辨证情况，结合临床实践，类风湿关节炎与膀胱经、督脉、大肠经、脾经、肾经、胆经、胃经关系密切。类风湿关节炎病程较长，经络相互传变，病变经络的同名经及表里经也要仔细探查。

①足太阳型：夹脊穴切诊，膀胱夹脊处往往可探查到阳性反应点；循膀胱经皮部提捏可发现皮肤疼痛敏感带及皮下粘连带（沿膀胱经，以承山为中心的皮部区为皮肤捏痛敏感

及皮下粘连高发带），深部触诊可触及压痛、结节或条索（大杼、风门、膈俞、肝俞、脾俞、肾俞、大肠俞、膀胱俞、次髎、秩边、委中、飞扬、昆仑、申脉为临床压痛、结节或条索高发点）。

②督脉型：督脉触诊可以触及压痛、结节或条索（腰阳关、命门、筋缩、至阳、灵台、神道、身柱、陶道、大椎、百会为临床压痛、结节或条索高发点）。

③手阳明型：夹脊穴切诊，大肠夹脊处往往可探查到阳性反应点；循大肠经皮部提捏可发现皮肤疼痛敏感带及皮下粘连带（沿大肠经，以手三里为中心的皮部区为皮肤捏痛敏感及皮下粘连高发带），深部触诊可触及压痛、结节或条索（合谷、阳溪、手三里、曲池、肩髃为临床压痛、结节或条索高发点）。

④足太阴型：夹脊穴切诊，脾夹脊处往往可探查到阳性反应点；循脾经皮部提捏可发现皮肤疼痛敏感带及皮下粘连带（沿脾经，以三阴交为中心的皮部区为皮肤捏痛敏感及皮下粘连高发带），深部触诊可触及压痛、结节或条索（太白、商丘、三阴交、血海、阴陵泉为临床压痛、结节或条索高发点）。

⑤足少阴型：夹脊穴切诊，肾夹脊处往往可探查到阳性反应点；循肾经触诊可触及压痛、结节或条索（太溪、照海、复溜、肓俞、商曲为临床压痛、结节或条索高发点）。

⑥足少阳型：夹脊穴切诊，胆夹脊处往往可探查到阳性反应点；循胆经皮部提捏可发现皮肤疼痛敏感带或皮下粘连带（沿胆经，阳陵泉至阳陵泉下2寸的皮部区为皮肤捏痛敏感及皮下粘连高发带），深部触诊可触及压痛、结节或条索（风池、肩井、环跳、风市、膝阳关、阳陵泉、悬钟、丘墟为

临床压痛、结节或条索高发点）。

⑦足阳明型：夹脊穴切诊，胃夹脊处往往可探查到阳性反应点；循胃经皮部提捏可发现皮肤疼痛敏感带及皮下粘连带（沿胃经，以足三里为中心的皮部区为皮肤捏痛敏感及皮下粘连高发带），深部触诊可触及压痛、结节或条索（滑肉门、天枢、外陵、梁丘、犊鼻、足三里、解溪、内庭为临床压痛、结节或条索高发点）。

2. 同源点探查 确定疾病归经后进行同源点循经探查。类风湿关节炎高发同源点如下：

（1）足太阳型 中枢同源点为膀胱夹脊；外周高发同源点为以承山为中心的皮部区、大杼、风门、膈俞、肝俞、脾俞、肾俞、大肠俞、膀胱俞、次髎、秩边、委中、飞扬、昆仑、申脉。膀胱经同名经为小肠经，高发同源点为小肠夹脊、后溪、腕骨、阳谷、小海、肩贞、臑俞、天宗；表里经为肾经，高发同源点为肾夹脊、太溪、照海、复溜、肓俞、商曲。

（2）督脉型 督脉高发同源点为腰阳关、命门、筋缩、至阳、灵台、神道、身柱、陶道、大椎、百会。督、任相通，相互影响，任脉高发同源点为关元、气海、神阙、水分、中脘。

（3）手阳明型 中枢同源点为大肠夹脊；外周高发同源点为以手三里为中心的皮部区、合谷、阳溪、手三里、曲池、肩髃。大肠经同名经为胃经，高发同源点为胃夹脊、以足三里为中心的皮部区、滑肉门、天枢、外陵、梁丘、犊鼻、足三里、解溪、内庭；表里经为肺经，高发同源点为肺夹脊、少商、尺泽。

（4）足太阴型 中枢同源点为脾夹脊；外周高发同源点为以三阴交为中心的皮部区、太白、商丘、三阴交、血海、阴陵泉。脾经同名经为肺经，高发同源点为肺夹脊、少商、尺泽；表里经为胃经，高发同源点为胃夹脊、以足三里为中心的皮部区、滑肉门、天枢、外陵、梁丘、犊鼻、足三里、解溪、内庭。

（5）足少阴型　中枢同源点为肾夹脊；外周高发同源点为太溪、照海、复溜、肓俞、商曲。肾经同名经为心经，其高发同源点为心夹脊、少海；表里经为膀胱经，高发同源点为膀胱夹脊、以承山为中心的皮部区、大杼、风门、膈俞、肝俞、脾俞、肾俞、大肠俞、膀胱俞、次髎、秩边、委中、飞扬、昆仑、申脉。

（6）足少阳型　中枢同源点为胆夹脊；外周高发同源点为阳陵泉至阳陵泉下2寸的皮部区、风池、肩井、环跳、风市、膝阳关、阳陵泉、悬钟、丘墟。胆经同名经为三焦经，其高发同源点为三焦夹脊、中渚、阳池、外关、天井、肩髎；表里经为肝经，高发同源点为肝夹脊、行间、太冲、曲泉。

（7）足阳明型　中枢同源点为胃夹脊；外周高发同源点为以足三里为中心的皮部区、滑肉门、天枢、外陵、梁丘、犊鼻、足三里、解溪、内庭。胃经同名经为大肠经，高发同源点为大肠夹脊、以手三里为中心的皮部区、合谷、阳溪、手三里、曲池、肩髃；表里经为脾经，高发同源点为脾夹脊、以三阴交为中心的皮部区、太白、商丘、三阴交、血海、阴陵泉。

3. 辨病性

（1）表里　类风湿关节炎是由于外邪袭表，逐渐入里，驻于筋骨关节而发病，因而初病在表，继而转为里证。

（2）寒热　风寒湿邪侵袭，从寒化者为寒湿，从热化者为湿热，一般以寒湿为多。寒湿者局部关节发凉，喜热，畏风寒，阴雨天疼痛加重，苔白滑润，脉紧或濡；湿热者关节热痛，阴雨天疼痛变化不明显，舌苔黄腻，脉滑数。发作期也可以表现为寒热错杂。

（3）虚实　初以邪实为主，风寒湿热等外邪侵袭人体，由表入里，痹阻经脉、筋骨、肌肉、关节，气血运行不畅，津液输布障碍，形成瘀血、痰浊。患病日久，耗伤气血，损及肝肾，虚实相兼。

【针刺治疗】

1. 处方　由疾病相关中枢同源点和病变经络上的外周同源点构成。

2. 操作　中枢同源点一般点刺不留针。各经络外周同源点，根据同源点的位置深浅，采取不同的刺法，位于皮部的采用皮下平刺；位于肌肉、筋骨的，直刺到相应位置。留针30分钟。每周治疗 2～3 次。

【调护】

活动期注意卧床休息；缓解期适当功能锻炼；避免在寒冷、潮湿的环境中作息；忌生冷、油腻、辛辣之品。保持心情舒畅。

【验案举例】

庄某，女，53 岁，初诊时间：2018 年 6 月 30 日。

主诉：四肢多关节疼痛反复发作 10 余年。

现病史：患者近 10 年来反复出现双手指、双肘、双踝关节疼痛，伴晨僵，持续 1～2 小时后自行缓解，近 2 年来症状加重，手指屈曲受限，畏寒喜暖，眠差，纳差，便溏，夜尿频多。1 年前外院就诊，类风湿因子 62IU/mL，抗 CCP 抗体 35.4U/mL，诊断为类风湿关节炎，给予抗炎、抗风湿治疗。由于患者难以耐受药物胃肠反应，希望能通过针灸缓解关节疼痛，前来就诊。

舌淡苔白腻，脉沉弦。

诊断：类风湿关节炎（尪痹）。

诊经络：患者多关节疼痛，畏寒喜暖，纳差，便溏，夜尿频多，为脾肾阳虚的表现。考虑为脾经、胃经、肾经病变。经络探查发现大肠经、脾经、胃经、肾经、督脉、任脉异常。

同源点探查：中枢同源点脾夹脊、胃夹脊、肾夹脊、大肠夹脊异常。外周同源点大肠经曲池、手三里压痛，脾经三阴交、阴陵泉压痛，胃经天枢、足三里、丰隆压痛，肾经太溪压痛，督脉腰阳关、命门、大椎压痛，任脉关元、中脘压痛。

针刺治疗：中枢同源点点刺，外周同源点直刺。留针 30 分钟，一周治疗 2 次。针刺后任脉、督脉同源点交替艾灸，每次 15 分钟。

针刺结束后，关节周围肌肉紧张明显缓解，身体轻松。

调护：避风寒，忌生冷、辛辣刺激食物。

二诊：2018 年 7 月 14 日。

已经针灸治疗 5 次，疼痛情况较之前减轻，睡眠情况好转，胃部不适减轻，饮食好转，小便次数减少，大便好转。

三诊：2018 年 7 月 29 日。

针灸治疗 10 次后，患者饮食可，大小便可，睡眠一般，关节晨僵持续时间小于 1 小时，关节疼痛情况略有减轻，关节活动情况良好。治疗同前。

四诊：2018 年 8 月 7 日。

关节疼痛基本消失，晨僵偶有发作。继续针灸巩固治疗

1个月。

三、视疲劳

【概述】

视疲劳是指长时间过度使用眼睛，导致眼干涩不适、酸胀流泪、视物模糊、重影、不耐久视，甚至发生恶心、头痛、眩晕、精神萎靡等不能正常进行视作业的一组症候群。本病是以患者自觉症状为主，眼或全身因素与精神（心理）因素相互交织的综合征。视疲劳病因包括屈光不正、调节与辐辏功能障碍、眼外肌功能障碍、眼部相关疾病（结膜炎、干眼症、睑缘炎、角膜炎、白内障等）、全身性疾病、精神神经因素及环境因素等。随着社会经济的快速发展，电脑、智能手机等视频终端的大量普及，人们近距离用眼时间不断增加，视疲劳发病率也不断上升。

视疲劳属中医学"肝劳"范畴。"五脏六腑之精气皆上注于目"，因此，五脏六腑与视疲劳都有关系。基于"久视伤血""肝开窍于目""肝藏血""肾主瞳""心主血脉""肝肾同源""脾胃为气血生化之源"等中医理论，认为视疲劳主要与肝、心、脾、肾关系更密切。其主要病机为肝肾不足、脾胃虚弱，心脾两虚，精血耗损，目失所养；肝郁气滞，精气难以上注于目，出现视疲劳症状。

【经络诊查】

1.诊经络

（1）脏腑辨证

①从肝辨证

肝血虚证：肝血亏虚，目窍失养而不耐久视。辨证要点：

眼干涩、视物模糊、视力减退，爪甲失养。舌淡，脉细。

肝郁气滞证：肝失疏泄，气血郁阻，目系失养，出现视疲劳。辨证要点：眼干涩、视物模糊、视力减退、眼球胀痛，胸胁胀痛，急躁易怒，喜太息。舌红、苔黄、脉弦。

②从肾辨证：肾阴亏虚证。肾阴亏虚，加重肝血不足，目窍失养引发视疲劳。辨证要点：眼干涩、视物模糊，健忘，腰膝酸软，头晕、耳鸣，潮热、盗汗，五心烦热。舌红少津，脉细。

③从心辨证：心血虚证。脑力劳动者，用眼过度，劳伤心神，致心血亏虚，也可诱发视疲劳。辨证要点：眼干涩、视物模糊，眩晕，心悸，失眠、多梦，面色淡白或萎黄。唇舌色淡，脉细弱。

④从脾胃辨证：脾胃虚弱证。脾胃为气血生化之源，脾胃虚弱，气血生成不足，目失濡养，可致视疲劳。辨证要点：眼干涩、视力减退，头晕，倦怠乏力，纳少，腹胀、便溏。舌淡、苔白，脉细。

（2）经络诊查　根据经络循行，心经、小肠经、三焦经、胆经、肝经循行经过目。"太阳为目上冈，阳明为目下冈"（《灵枢·经筋》），其病与目不开、目不合相关。结合脏腑辨证、临床实践及文献研究，视疲劳与肝经、胆经、脾经、胃经、肾经、膀胱经、督脉关系密切。在明确病变经络后，其同名经及表里经也要仔细探查。

①足厥阴型：夹脊穴切诊，肝夹脊处往往可探查到阳性反应点；循肝经触诊可触及压痛、结节或条索（行间、太冲、曲泉为临床压痛、结节或条索高发点）。

②足少阳型：夹脊穴切诊，胆夹脊处往往可探查到阳性反应点；循胆经触诊可触及压痛、结节或条索（瞳子髎、阳

白、目窗、风池、光明、丘墟为临床压痛、结节或条索高发点）。

③足太阴型：夹脊穴切诊，脾夹脊处往往可探查到阳性反应点；循脾经触诊可触及压痛、结节或条索（太白、公孙、三阴交、血海为临床压痛、结节或条索高发点）。

④足阳明型：夹脊穴切诊，胃夹脊处往往可探查到阳性反应点；循胃经触诊可触及压痛、结节或条索（承泣、四白、头维、滑肉门、天枢、足三里、冲阳为临床压痛、结节或条索高发点）。

⑤足少阴型：夹脊穴切诊，肾夹脊处往往可探查到阳性反应点；循肾经触诊可触及压痛、结节或条索（太溪、照海、复溜、阴谷为临床压痛、结节或条索高发点）。

⑥足太阳型：夹脊穴切诊，膀胱夹脊处往往可探查到阳性反应点；循膀胱经触诊可触及压痛、结节或条索（睛明、攒竹、玉枕、心俞、肝俞、脾俞、肾俞、京骨、至阴为临床压痛、结节或条索高发点）。

⑦督脉型：督脉切诊，可触及压痛、结节或条索（大椎、风府、脑户、百会、上星、印堂为临床压痛、结节或条索高发点）。

2. 同源点探查 确定疾病归经后进行同源点循经探查。视疲劳高发同源点如下：

（1）足厥阴型 中枢同源点为肝夹脊。外周高发同源点为行间、太冲、曲泉。肝经同名经为心包经，高发同源点为厥阴夹脊、曲泽、大陵、劳宫；表里经为胆经，高发同源点为胆夹脊、瞳子髎、阳白、目窗、风池、光明、丘墟。

（2）足少阳型 中枢同源点为胆夹脊。外周高发同源点为瞳子髎、阳白、目窗、风池、光明、丘墟。胆经同名经为三焦经，高发同源点为三焦夹脊、外关、支沟、翳风、丝竹空；表里经为肝经，高发同源点为肝夹脊、行间、太冲、曲泉。

（3）足太阴型　中枢同源点为脾夹脊。外周高发同源点为太白、公孙、三阴交、血海。脾经同名经为肺经，高发同源点为肺夹脊、列缺；表里经为胃经，高发同源点为胃夹脊、承泣、四白、头维、滑肉门、天枢、足三里、冲阳。

（4）足阳明型　中枢同源点为胃夹脊。外周高发同源点为承泣、四白、头维、滑肉门、天枢、足三里、冲阳。胃经同名经为大肠经，高发同源点为大肠夹脊、合谷、手三里、曲池、迎香；表里经为脾经，高发同源点为脾夹脊、太白、公孙、三阴交、血海。

（5）足少阴型　中枢同源点为肾夹脊。外周高发同源点为太溪、照海、复溜、阴谷。肾经同名经为心经，高发同源点为心夹脊、神门；表里经为膀胱经，高发同源点为膀胱夹脊、睛明、攒竹、玉枕、心俞、肝俞、脾俞、肾俞、京骨、至阴。

（6）足太阳型　中枢同源点为膀胱夹脊。外周高发同源点为睛明、攒竹、玉枕、心俞、肝俞、脾俞、肾俞、京骨、至阴。膀胱经同名经为小肠经，高发同源点为小肠夹脊、养老、肩中俞、颧髎；表里经为肾经，高发同源点为肾夹脊、太溪、照海、复溜、阴谷。

（7）督脉型　督脉高发同源点为大椎、风府、脑户、百会、上星、印堂。任督相通，病变相互影响，任脉高发同源点为关元、气海、中脘。

3. 辨病性

（1）表里　因用目过度导致脏腑精血不足，目失所养而发病，属里证。

（2）寒热　多见于肝肾阴虚、心肝血虚等虚热证，寒证少见。

（3）虚实　脏腑精血不足为本，气血瘀滞为标，为里虚（精血）兼实（瘀）。

【针刺治疗】

1. 处方　由疾病相关中枢同源点和病变经络上的外周同源点构成。

2. 操作　中枢同源点一般点刺不留针。各经络外周同源点，根据同源点的位置深浅，采取不同的刺法，位于皮部的采用皮下平刺，位于肌肉、筋骨的，直刺到相应位置。留针30分钟。一周治疗2～3次。

【调护】

中医对"肝劳"的治疗强调全身调整，重在休息养护，因此要注重眼部休息、用眼卫生。

【验案举例】

陈某，女，27岁。初诊时间：2018年9月16日。

主诉：双眼干涩不适半年，加重2天。

现病史：患者长年从事科研工作，用眼过度，半年前出现双眼干涩不适，2天前因通宵用眼，眼干不适加重，伴有轻微疼痛，眼球活动时尤甚，同时视物模糊、有重影，头晕，经滴眼药水，休息后稍好转，睁眼后不适感未缓解，且不能久视。为求进一步治疗，前来我处就诊。

舌红少津，脉细弱。

诊断：视疲劳。

诊经络：患者双眼干涩疼痛不适，伴见视物模糊、有重影，头晕，不耐久视，舌红少津，脉细弱，为气血耗伤，肝肾阴虚的表现。考虑肝经、肾经异常，经络探查发现脾经、肝经、肾经、胆经异常。

同源点探查：中枢同源点肝夹脊、胆夹脊、脾夹脊、肾夹脊异常。外周同源点：脾经三阴交压痛，肝经太冲压痛，肾经太溪、照海、阴谷压痛，胆经风池、瞳子髎、光明压痛。

针刺治疗：中枢同源点点刺，瞳子髎平刺，其他外周同源点直刺。留针 30 分钟，一周治疗 2 次。

调护：嘱减少用眼，多休息。

二诊：2018 年 9 月 23 日。

针刺 2 次后，患者干涩疼痛情况减轻，自觉眼泪分泌增多，头晕、视物重影情况减轻。继续针刺如前。

三诊：2018 年 9 月 30 日。

针刺 4 次后，患者眼睛干涩疼痛感已不明显，眼球转动稍有不适，视物清楚，然不能久视，视物超过 10 秒则不适感复现，闭眼休息后可好转。继续针刺如前。

四诊：2018 年 10 月 7 日。

针刺 6 次后，患者眼睛干涩感已不明显，眼球转动时无不适感。视物清楚，视物超过 15 秒后稍有干涩胀痛感，已不影响正常工作。

继续巩固针刺治疗 4 次，口服石斛夜光丸（每次 9g，bid），嘱患者减少过度用眼。

四、带状疱疹

【概述】

带状疱疹是由水痘 – 带状疱疹病毒引起的，病变以沿受累神经分布的群集疱疹和神经痛为特征的病毒性皮肤病。本病多以疼痛为主要症状，部分患者未见疱疹，而先出现腋下、胁肋、胸、背腰等部位的剧烈疼痛；随着疱疹消退，大多数患者疼痛逐渐缓解；部分患者在疱疹消退后，仍留有顽固的剧烈疼痛。本病可发生于任何年龄，多见于中老年人，发病率约为3‰～5‰。

带状疱疹属于中医学"蛇串疮""缠腰火丹""蜘蛛疮""火带疮""串腰龙""蛇丹"等范畴，多因情志内伤、肝郁化火，脾失健运、湿浊内停，以致湿热内蕴，循经外溢肌肤而发为疱疹。本病病位在皮部，主要与肝胆、脾胃相关，病机为火毒湿热蕴蒸于肌肤、经络。

【经络诊查】

1. 诊经络

（1）脏腑辨证

①从肝胆辨证：肝胆火盛证。情志不遂，肝郁化火，或热邪内犯等引起毒热交阻经络，凝结于皮肤、络脉而成疱疹。辨证要点：皮疹局部皮色焮红，灼热疼痛，头晕胀痛，面红目赤，口苦口干，急躁易怒，胁肋灼痛，便秘尿黄。舌红苔黄，脉弦数。

②从脾胃辨证：脾虚湿蕴证。脾失运化，则痰湿内生，湿阻气机，蕴滞肌肤，而发为疱疹。辨证要点：皮损颜色较淡，疱壁松弛，疼痛略轻，伴食少腹胀，口不渴，大便时溏。舌质淡，苔白或白腻，脉沉缓或滑。

（2）经络诊查　带状疱疹初期为簇集性疱疹呈带状分布于身体一侧，疱疹消失后可遗留疼痛，疼痛位于疱疹皮损处，疼痛部位通常比疱疹区域有所扩大。根据疼痛或疱疹部位所属位置进行经络诊查。根据文献资料与临床经验，带状疱疹最常见的类型是胆经、肝经、胃经异常。在明确病变经络后，其同名经及表里经也要仔细探查。

①足少阳型：皮损主要分布于头角、侧头、目外眦、颔、腋下、胸胁、下肢外侧、外踝前等处。夹脊穴切诊，在胆夹脊往往可探查到阳性反应点；循胆经皮部提捏可发现皮肤疼痛敏感带及皮下粘连带（沿胆经，阳陵泉至阳交的皮部区为皮肤捏痛敏感及皮下粘连高发带），深部触诊可触及压痛、结节或条索（率谷、风池、环跳、阳陵泉、足临泣为临床压痛高发点）。

②足厥阴型：皮损主要分布于胁肋部、少腹、阴部、膝股内侧、膝8寸以下内侧等处。夹脊穴切诊，在肝夹脊往往可探查到阳性反应点；循肝经皮部提捏可发现皮肤疼痛敏感带及皮下粘连带（沿肝经，中封至蠡沟的皮部区为皮肤捏痛敏感及皮下粘连高发带），深部触诊可触及压痛、结节或条索（大敦、行间、太冲、蠡沟为临床压痛高发点）。

③足阳明型：皮损主要分布于前额、颧部、鼻旁、上唇、下唇、下颌、颈前、胸外侧、乳外侧、腹股沟、下肢前外侧、足背、足中趾等处。夹脊穴切诊，在胃夹脊往往可探查到阳性反应点；循胃经皮部提捏可发现皮肤疼痛敏感带及皮下粘连带（沿胃经，足三里至条口间的皮部区为皮肤捏痛敏感及皮下粘连高发带），深部触诊可触及压痛、结节或条索（天枢、足三里、丰隆、内庭为临床压痛高发点）。

2. 同源点探查　确定疾病归经后进行同源点循经探查。带状疱疹高发同源点如下：

（1）足少阳型　中枢同源点为胆夹脊。外周高发同源点为阳陵泉至阳交的皮部区、率谷、风池、环跳、阳陵泉、足临泣。胆经同名经为三焦经，高发同源点为三焦夹脊、外关、支沟、翳风；表里经为肝经，高发同源点为肝夹脊、大敦、行间、太冲、蠡沟。

（2）足厥阴型　中枢同源点为肝夹脊。外周高发同源点为中封至蠡沟的皮部区、大敦、行间、太冲、蠡沟。肝经同名经为心包经，高发同源点为厥阴夹脊、曲泽、内关；表里经为胆经，高发同源点为胆夹脊、率谷、风池、环跳、阳陵泉、足临泣。

（3）足阳明型　中枢同源点为胃夹脊。外周高发同源点为足三里至条口间的皮部区、天枢、足三里、丰隆、内庭。胃经同名经为大肠经，高发同源点为大肠夹脊、合谷、偏历、曲池；表里经为脾经，高发同源点为脾夹脊、三阴交、阴陵泉、血海。

3. 辨病性

（1）表里　带状疱疹是由于湿热蕴蒸，邪毒凝滞，不得疏泄而引发。病邪在表者，则疱疹稀疏、点粒分明；邪入营血，则疱疹稠密，疹色红紫。

（2）寒热　带状疱疹多见皮损鲜红，疱壁紧张，自觉皮疹灼热刺痛或痒，舌红苔黄，脉弦等，以热盛为主。

（3）虚实　带状疱疹以实证为主，可见咽痛、齿痛、口渴、鼻干、小便黄、便秘、舌红、苔黄。虚证可见疱壁松弛、轻度疼痛，食欲不振，疲乏无力，舌淡胖，苔薄白等。

【针刺治疗】

1. 处方　针刺处方由疾病相关中枢同源点和病变经络上的外周同源点构成。

2. 操作　中枢同源点一般点刺不留针。各经络外周同源点，根据位置深浅，针刺不同的深度，位于皮部的采用皮下平刺，位于肌肉、筋骨的，直刺到相应位置。留针30分钟。在疱疹或疼痛局部，可以采用毛刺法或刺络法泻热通经。一周治疗2～3次。

【调护】

治疗期间忌食辛辣、肥甘、酒类等刺激之物，保持局部干燥、清洁，调情志，注意休息。

【验案举例】

程某，女，66岁，初诊时间：2018年6月7日。

主诉：左侧胁肋部疼痛50余天。

现病史：患者于50天前无明显诱因左侧胁肋部出现红色疱疹，呈条带状分布，伴疼痛，在外院诊断为带状疱疹，经治疗后疱疹逐渐结痂消退，遗留疼痛，呈持续性刺痛，接触衣物疼痛加剧，伴有口干、口苦、纳差。今来就诊。

舌红、苔黄腻，脉滑数。

诊断：带状疱疹后遗神经痛（蛇串疮）。

诊经络：患者口干、口苦、纳差，舌红、苔黄腻，脉滑数，为肝经郁热的表现。患者疼痛部位为胁肋部，是足少阳胆经循行所过之处。考虑为肝、胆经异常。经络探查发现三焦经、肝经、胆经异常。

同源点探查：中枢同源点肝夹脊、胆夹脊、三焦夹脊异常。外周同源点三焦经外关压痛，肝经行间压痛，胆经悬钟至丘墟皮部区捏痛，阳陵泉压痛。

针灸治疗：中枢同源点点刺，悬钟至丘墟皮部区平刺，其余外周同源点直刺。留针30分钟，一周治疗3次。

中药治疗：柴胡10g，白芍10g，枳实10g，甘草10g，连翘 10g，炒三仙各 10g，川芎 5g，丹参 10g。7 付。

针刺后患者感觉疼痛缓解，疼痛部位可耐受用手指触摸，次日疼痛有所反复，程度较前减轻。一周针刺治疗 3 次，中药口服每日一剂，2 周后患者疼痛逐渐缓解，口干、口苦、纳差较前明显减轻，停用中药，继续针灸治疗。1 月后患者疼痛基本消失，继续按上述针灸方案巩固治疗 2 周。

第六章　标准化诊疗方案探讨

　　身体一旦发生病变，在人体经络系统特定的部位就会发生相应的病理变化，逐渐出现压痛、条索、结节等异常反应点。经络异常反应点伴随疾病的产生而出现，随着疾病的痊愈而消失。我们把源于同一疾病的经络异常反应点称为疾病同源点，把疾病相关经络同名背俞穴同节段的夹脊穴作为中枢同源点，把疾病相关经络上的同源点称为外周同源点。同源点能反映疾病状态，协助疾病诊断，通过刺激同源点又能治疗疾病。同源点疗法是在养元通络思想指导下，通过刺激中枢同源点养元固本，刺激外周同源点通络祛邪，达到养元通络、治疗疾病的目的。据此，把同源点疗法的诊疗程序进行规范。为了方便更多的人使用这种方法，在此基础上，结合临床实践经验，我们以膝骨关节炎、功能性消化不良为例，总结出高发同源点，简化诊疗方法，形成标准化诊疗方案。

第一节　膝骨关节炎

一、概述

　　膝骨关节炎属中医学"骨痹""痹病"范畴。是在脏腑经络之气虚损的基础上，风、寒、湿等外邪入侵，凝滞留驻于关节，经脉不通为病。

二、经络辨证

临床膝骨关节炎以内侧、外侧、前侧疼痛为多见，膝关节后侧痛相对较少。根据经络循行，膝关节内侧为足厥阴肝经、足太阴脾经所过，膝关节外侧为足少阳胆经所过，膝关节前侧为足阳明胃经所过，膝关节后侧为足太阳膀胱经、足少阴肾经所过。因此，膝关节内侧疼痛属肝经、脾经病变；膝关节外侧疼痛属胆经病变；膝关节前侧疼痛属胃经病变；膝关节后侧疼痛属膀胱经、肾经病变。

从经络关系看，肝经与胆经相表里，脾经与胃经相表里；从脏腑关系看，肝藏血，主疏泄，能促进脾的运化，脾主运化、统血，使肝血能有所藏，肝脾关系密切。肝脾两脏病变时常相互影响，出现肝脾不调，因此，肝经、脾经、胆经及胃经四经联系密切，临床可把膝关节内、外侧、前侧疼痛归为一型，综合治疗。膝关节后侧为足太阳膀胱经、足少阴肾经所过，膀胱经与肾经是表里经，临床可以把膝关节后侧疼痛归为一型。

三、诊疗方案

1. 膝关节内、外侧、前侧疼痛

治疗经络：肝经、脾经、胆经及胃经。

针刺处方：肝夹脊（T_9夹脊）、胆夹脊（T_{10}夹脊）、脾夹脊（T_{11}夹脊）、胃夹脊（T_{12}夹脊）、鹤顶、内膝眼、犊鼻、阳陵泉、足三里及以阴陵泉及梁丘为中心 1～2 寸、以血海为中心 1～2 寸、以曲泉为中心 1～2 寸、阳陵泉下 1～2 寸间的皮部区等。中枢同源点双侧取穴，外周同源点一般患侧取穴。

针刺方法：肝夹脊、胆夹脊、脾夹脊、胃夹脊点刺，不留针；鹤顶、内膝眼、犊鼻斜刺，进针 0.5 寸；阳陵泉、足三里、阴陵泉直刺，进针 1 寸；以梁丘为中心 1～2 寸、以血海为中心 1～2 寸、以曲泉为中心 1～2 寸、阳陵泉下皮部区平刺。留针 30 分钟。一周治疗 2～3 次。

处方说明：本处方是根据同源点针刺治疗程序，结合临床经验制订的规范治疗方案。肝俞、胆俞、脾俞、胃俞节段夹脊穴（肝夹脊、胆夹脊、脾夹脊、胃夹脊）为中枢同源点，养护肝、胆、脾、胃四经经气；曲泉属于足厥阴肝经；阳陵泉、阳陵泉下皮部区属于足少阳胆经；血海、阴陵泉属于足太阴脾经；犊鼻、足三里、梁丘属于足阳明胃经；鹤顶、内膝眼属于经外奇穴。这些穴位是膝骨关节炎高发同源点。

2. 膝关节后侧疼痛

治疗经络：膀胱经、肾经。

针刺处方：膀胱夹脊（S_2 夹脊），肾夹脊（L_2 夹脊），以浮郄为中心 0.5 寸、以阴谷为中心 0.5 寸、以承山为中心 0.5～1 寸皮部区及委中、昆仑、太溪、四满、中注。中枢同源点双侧取穴，外周同源点一般患侧取穴。

针刺方法：膀胱夹脊、肾夹脊点刺，不留针；以浮郄为中心 0.5 寸、以阴谷为中心 0.5 寸、以承山为中心 0.5～1 寸皮部区平刺；委中、昆仑、太溪、四满、中注直刺，进针 0.5 寸。留针 30 分钟。一周治疗 2～3 次。

处方说明：本处方中膀胱夹脊、肾夹脊为中枢同源点，养护膀胱、肾经经气；浮郄、委中、承山、昆仑属于膀胱经，太溪、阴谷、四满、中注属于肾经，上述穴位是膝骨关节炎后侧疼痛高发同源点。

四、调护

适当进行下肢肌肉锻炼，增强膝关节稳定性。避免膝关节高强度运动损伤，尤其是下蹲、爬山等膝关节负重运动。

第二节　功能性消化不良

一、概述

功能性消化不良属于中医学"胃脘痛""胃痞"范畴。本病脾虚为本，邪实为标，病位在胃，涉及肝脾。

二、经络辨证

从经络循行来看，足阳明胃经"属胃、络脾"，与胃直接相连，是调节功能性消化不良最直接的经络；胃经的表里经为足太阴脾经，脾经"络胃"，"复从胃，别上隔"，与胃相连；胃经同名经为大肠经，其经脉相互衔接，"同气相通"。足厥阴肝经"夹胃，属肝，络胆"，胆经与胃经虽无直接联系，但是二者在耳前及少腹部相互交汇重叠，而其运行的气血可以相互贯通。且肝胆相邻，胆经与肝经互为表里经，肝的疏泄功能正常，则胆汁排泄畅达，脾胃运化功能也能健旺。因此，肝经、胆经与胃在功能上关系紧密。根据我们的临床实践及文献研究结果，胃经、脾经、大肠经、肝经、胆经与功能性消化不良关系密切，为治疗功能性消化不良的相关经络。

三、诊疗方案

功能性消化不良以脾虚为本、邪实为标，病位在胃，涉及肝脾。根据功能性消化不良病因病机，可分为脾胃损伤型和肝脾不调型。脾胃乃后天之本，脾主运化，胃主受纳，"脾为胃行其津液"，胃主受纳腐熟有赖于脾主运化的协助。对于脾胃损伤型功能性消化不良，应以"健脾和胃、理气行滞"为主要治疗原则。脾胃为中焦气机枢纽，脾气主升，胃气主降，其皆有赖于肝的疏泄调达。若肝失调达、脾失运化，则脾胃升降功能障碍，导致功能性消化不良。对于肝脾不调型功能性消化不良，应以"疏肝健脾、和胃消痞"为主要治疗原则。

1. 脾胃损伤型功能性消化不良

辨证要点：胃脘胀满、疼痛，餐后饱胀和早饱感，纳呆、便溏，舌淡，苔白或薄黄，脉细弱。

治疗经络：胃经、脾经、大肠经。

针刺处方：脾夹脊（T_{11} 夹脊）、胃夹脊（T_{12} 夹脊）、大肠夹脊（L_4 夹脊）、中脘、天枢、手三里、足三里、以足三里为中心 1～1.5 寸皮部区。双侧取穴。

针刺方法：脾夹脊、胃夹脊、大肠夹脊点刺，不留针，中脘、天枢直刺，进针 0.5 寸，手三里、足三里直刺，进针 1 寸，以足三里为中心 1～1.5 寸皮部区皮下平刺，留针 30 分钟。一周治疗 2～3 次。

处方说明：本处方是根据同源点针刺治疗程序，结合临床经验制订的规范治疗方案。脾夹脊、胃夹脊、大肠夹脊为中枢同源点，调节脾、胃、大肠三经气血，养护脾、胃、大肠脏腑精气。中脘为胃之募穴、八会穴之腑会，《普济方》有

"治五脏积聚气，穴中脘"，针刺中脘可理气和胃。天枢为大肠募穴，主疏调肠腑、理气行滞、消食。足三里为胃经合穴，又是胃之下合穴，"合治内腑"。《脉经·胃足阳明经病证》曰："胃病者，腹胀，胃脘当心而痛，上支两胁，膈咽不通，饮食不下，取三里。"针刺足三里能通调腑气，和胃止痛。手三里属手阳明大肠经的合穴，从全息理论看，手三里与足三里有结构相似性，且足三里处出现敏化反应，手三里往往出现类似的反应。这几个部位是功能性消化不良高发同源点，以上同源点配合，共奏健脾和胃、理气行滞的作用。

2. 肝脾不调型功能性消化不良

辨证要点：胃脘胀满、疼痛，两胁胀满，嗳气吞酸，情志抑郁，喜太息，或心烦易怒，舌淡红，苔薄白或薄黄，脉弦。

在上述方案基础上，治疗经络增加肝经、胆经。

针刺处方：肝夹脊（T_9 夹脊）、胆夹脊（T_{10} 夹脊）、脾夹脊（T_{11} 夹脊）、胃夹脊（T_{12} 夹脊）、大肠夹脊（L_4 夹脊）、中脘、天枢、手三里、足三里、阳陵泉、太冲及以足三里为中心 1～1.5 寸、阳陵泉下 1～1.5 寸皮部区。双侧取穴。

针刺方法：肝夹脊、胆夹脊、脾夹脊、胃夹脊、大肠夹脊点刺，不留针，中脘、天枢直刺，进针 0.5 寸，手三里、足三里、阳陵泉直刺，进针 1 寸，太冲直刺，进针 0.5 寸，以足三里为中心 1～1.5 寸皮部区、阳陵泉下 1～1.5 寸皮部区平刺，留针 30 分钟。一周治疗 2～3 次。

处方说明：《素问·宝命全形论》曰："土得木而达。"生理情况下，肝主疏泄的功能正常，能使全身气机疏通畅达，有助于脾升胃降，脾胃功能正常；若肝失疏泄，木郁乘土，则脾气不升、胃气不降或胃气上逆，出现腹痛腹泻、脘腹胀满等症状。肝胆相表里，因此此型功能性消化不良的治疗须注重肝、胆二经的调节。肝夹脊、胆夹脊为中枢同源点，调节肝、胆二经气血，养护肝、胆元气；太冲、阳陵泉、阳陵泉下 1 ～ 1.5 寸皮部区为肝脾不调功能性消化不良高发同源点。

四、调护

饮食节制，勿暴饮暴食；饮食宜清淡，忌食生冷、肥甘、不易消化之食物；保持心情愉快，避免情志刺激；保持生活规律，适当参加体育锻炼。

主要参考文献

［1］刘清国，胡玲.经络腧穴学（全国中医药行业高等教育"十二五"规划教材）［M］.北京：中国中医药出版社，2012.

［2］孙广仁，郑洪新.中医基础理论（全国中医药行业高等教育"十二五"规划教材）［M］.北京：中国中医药出版社，2012.

［3］李灿东，吴承玉.中医诊断学（全国中医药行业高等教育"十二五"规划教材）［M］.北京：中国中医药出版社，2012.

［4］吴勉华，王新月.中医内科学（全国中医药行业高等教育"十二五"规划教材）［M］.北京：中国中医药出版社，2012.

［5］葛均波　徐永健.内科学（"十二五"普通本科高等教育国家级规划教材）［M］.北京：人民卫生出版社，2013.

［6］胥少汀，葛宝丰，徐印坎.实用骨科学［M］.3版.北京：人民军医出版社，2006.

［7］王和鸣.中医骨伤科学（新世纪全国高等中医药院校规划教材）［M］.北京：中国中医药出版社，2014.

［8］黄帝内经素问［M］.北京：人民卫生出版社，1963.

［9］灵枢经［M］.北京：人民卫生出版社，1963.

［10］凌耀星.难经校注［M］.北京：人民卫生出版社，1991.

［11］张颖清.生物全息诊疗法［M］.济南：山东大学出版社，1987.

［12］国家中医药管理局.中医病症诊断疗效标准［S］.南京：南京大学出版社，1987.

［13］陈日新，康明非.腧穴热敏化的临床应用［J］.中国针灸，2007（03）：199-202.

［14］付勇，章海凤，熊俊，等.热敏灸治疗原发性三叉神经痛不同灸量的临床疗效观察［J］.中华中医药杂志，2013，28（09）：2617-2620.

［15］徐杰，付勇，章海凤，等.灸感法与红外法检测偏头痛患者阳陵泉穴热敏态的对比研究［J］.江西中医学院学报，2012，24（02）：24-25.

［16］陈静霞，刘阳阳，赵雪，等.浅论腧穴敏化［J］.河北中医，2011，33（07）：1039-1041.

［17］杨文英，周文新，孙克兴.疾病状态下腧穴超微弱发光的研究［J］.上海针灸杂志，1998（06）：4-5.

［18］张一和，沈雪勇，郁伟林，等.心包经穴位的伏安特性——大陵、内关、心俞三穴的实验研究［J］.甘肃中医学院学报，1996（03）：40-44.

［19］安贺军，朱宏，张波，等.温阳活血法对慢性萎缩性胃炎患者胃经穴位电阻的影响［J］.针灸临床杂志，2014，30（12）：29-32.

［20］魏育林，任晓静，刘芳，等.音乐声波按摩治疗改善功能性消化不良患者心身症状的临床探讨［J］.中华中医药杂志，2008（04）：350-352.

［21］沈慈敏，许金森，郑淑霞，等.电针中脘对阳虚体质任脉上浅表微循环血流灌注量的影响［J］.中国针灸，

2016, 36（02）: 159-162.

［22］郑洪新，林庶如，夏淑杰.胃脘痛肝郁脾虚证相关穴皮肤微循环流量变化［J］.辽宁中医杂志，1997（12）:3-5.

［23］程斌.与内脏病变相关穴位的组织细胞特性研究［D］.山东中医药大学，2010.

［24］丁宁，姜婧，王巧侠，等.腧穴敏化的生物物理特性研究进展［J］.针灸临床杂志，2017，33（02）: 69-72.

［25］万敏，周玉梅，周洁，等.穴位敏化现象和规律探究的分析［J］.针灸临床杂志，2017，33（03）: 74-77.

［26］崔承斌，王京京，吴中朝.从背俞穴与夹脊穴的关系论背俞功能带［J］.中国针灸，2005（07）: 483-486.

［27］金百仁，胡一麟.华佗夹脊穴的临床应用及其作用机理探讨［J］.上海针灸杂志，1987（01）: 16-18.

后记——我的学习心得

我是一名针灸推拿专业的医生。在学医路上，有幸受到良师指点，回顾以往，感慨颇多。在《同源点疗法》成书之际，我想和大家分享一下自己的心得感受，希望对"同源点疗法"有兴趣的同道有所帮助。

在本科学习期间，我认真阅读了大量专业书，毕业后取得行医执照。临床之初，我对患者的病机常常捉摸不定，下针后惴惴不安，难以应付患者复杂多变的病情。我欲从经典中汲取力量，然而，中医古籍浩如烟海又晦涩难懂，学习效果不佳。对中医感到茫然，对自己缺乏信心，使我倍感焦虑。

幸运的是，不久后我就遇到了彭锐教授，他"立竿见影"的疗效吸引了我。很多患者认为针灸比较疼，而且需要扎一段时间才能看到疗效，也就不大愿意接受针灸治疗。但在彭老师的门诊里，他凭借高超的医术消除了患者的担忧，往往针扎下去患者就能感受到效果。如我校一名老师，肘关节手术后出现了关节强直，我认为需要长时间康复或手术松解才能恢复关节功能，但彭老师在腕部刺了三针后，患者肘关节活动立马明显改善，几次治疗就恢复了正常。彭老师告诉我，这就是针对疾病同源点进行针刺治疗。常见的颈椎病、腰椎病、膝关节炎等疼痛性疾病，针刺同源点后大多数情况下患者会感觉疼痛立即减轻或消失。彭老师还说，如果只处理四肢的同源点，不处理脊柱，效果往往不能持续，所以我们还需要处理脊柱两旁的夹脊穴。夹脊穴是中枢同源点，四肢上的同源点是外周同源点，两者结合有更好的疗效。这些治疗方法和理念是我不曾见到过的，于是我决定跟随彭老师认真学习同源点疗法。

在更深入的学习过程中我了解到，中枢同源点重在调节脏腑功能，外周同源点重在疏通经络。但疾病相关的脏腑经络需要通过辨证才能确定，同源点更是要循经诊查才能找到，这对于缺少临床经验的我是一个不小的挑战。我以前的诊疗思路是先诊断疾病，然后应用疾病对应的主穴与配穴治疗。彭老师告诉我针刺治疗首要是明确疾病相关经络，比如颈椎病的诊疗要思考疼痛部位与经络的关系，颈椎后侧疼痛多是足太阳膀胱经病变，就要沿着膀胱经去寻找同源点，而颈椎两侧疼痛多是足少阳胆经病变，就要沿着胆经去寻找同源点，准确针刺同源点才能有明显的效果。我的弟弟打篮球扭伤了腰，由于惧怕疼痛不愿意接受针灸治疗，但晚上不方便去医院，才勉强同意我试一下。我根据疼痛部位辨证为膀胱经病变，在头顶承光穴附近找到疼痛敏感点，针刺以后腰疼立马减轻，第二天就可以上班了。后来，门诊又遇到一腰痛患者，经络诊查为胆经病变，阳陵泉下方正好有一个络脉明显的区域，点刺放血以后疼痛也是立即减轻。确实如彭老师所说，只要找对同源点就能有很好的效果。此后，面对患者我有自信了，只要经络辨证准确，在病变经络上循经探查到同源点，治疗疾病就会取得好的疗效。

依赖于疾病的疼痛部位诊断经络有时准确有时不准确，是因为真正病位经常不在疼痛处，这为诊断带来了困难。如在颈椎病、腰椎病的诊疗中，若出现疼痛的部位不是病变部位，那么只在局部治疗就难以取得满意的效果。关于如何诊断病变经络和探查疾病同源点，彭老师总结了《灵枢》经络诊查法"，这样学习起来就方便很多。比如脊柱诊查法，对于骨关节疾病的诊断很有帮助。曾有一名外籍友人 Peter 突发腰痛，前来就医。患者是下腰部疼痛，彭老师通过脊柱诊查发现胸腰结合部棘突压痛明显，在此处夹脊穴针刺后患者顿感腰痛减轻。彭老师强调脊柱的功能整体性及脊柱与内脏和四肢的密切关系。在颈椎病治疗中要考虑胸、腰椎的异常；在腰椎病的治疗中也要调节颈、胸椎的异常。除了脊柱病以外，肩周炎、膝关节炎等四肢疾病也要在脊柱上进行探查。除常规的望诊、触诊外，彭老师还结合脊柱动态诊查确定病变的脊柱节段，让患者重复功能受限的动作，医生用手感受活动异常的节段并做出判断。这是需要长期练习才能掌握的技巧，老师称之为"手摸心会"。

值得一提的是，脏腑辨证对于医生的要求较高，初学者往往难以把握；经络辨证较为客观，能够通过望诊、触诊等方法感知。经络辨证不仅可以指导针灸治疗，根据"脏腑经络相关"，还能明确病变脏腑，与脏腑辨证互参，指导中药处方。面对疑难杂症，如重症肌无力、强直性脊柱炎、类风湿关节炎等疾病，彭老师常常先通过经络辨证确定疾病的病位，明确诊断方向，再结合脏腑辨证，应用针药结合治疗往往能取得满意的疗效。现在我出诊时，就要求自己应用经络辨证、脏腑辨证、八纲辨证等多种方法辨析疾病，提高诊断准确性。特别是当脏腑辨证捉摸不定时，我可以结合经络辨证诊断病位。针刺取得好的效果后，我在中药处方上也逐渐有了自己的体会。

针刺同源点能取得即时效应，除了提升患者对于治疗的信心，此种效应也正好可以反馈辨经络的准确性，确实是提高经络辨证水平的捷径。跟随彭老师学习后，我明显感到自己在短时间内快速地积累了一些临床经验，不仅对经络辨证的认识更加深刻，诊疗水平也大有提高。

总结跟师学习的经历，感谢彭老师让我看到了"同源点疗法"的奇特，学会了用经典理论解决临床问题的思路，感受到中医的巨大魅力。作为一名学生，最大的乐趣是跟随老师学习中医思维和诊疗技术；作为一名医生，最大的欣慰是用自己所学为患者解决痛苦。我会坚定不移地走下去，运用彭老师教给我的方法多实践，不断提高临床水平，帮助更多的患者。

胡昭端

2022 年 3 月

同源点疗法
一"点"即通的经络诊疗方案